现代诊室里的古代病人

谭健锹 著

中国大百科全书出版社

图书在版编目（CIP）数据

现代诊室里的古代病人 / 谭健锹著 . -- 北京 ：中国大百科全书出版社，2025. 3. -- ISBN 978-7-5202
-1869-6

Ⅰ．R-49

中国国家版本馆 CIP 数据核字第 20259M02E4 号

现代诊室里的古代病人　　谭健锹　著

策 划 人：李昊翔

责任编辑：李昊翔

装帧设计：张　珊

责任校对：闵　娇

责任印制：魏　婷

出版发行：中国大百科全书出版社有限公司

地　　址：北京市西城区阜成门北大街 17 号

邮政编码：100037

电　　话：010-88390730

网　　址：http://www.ecph.com.cn

印　　刷：北京瑞禾彩色印刷有限公司

开　　本：880mm×1230mm　1/32

印　　张：7.75

字　　数：150 千字

版　　次：2025 年 3 月第 1 版

印　　次：2025 年 3 月第 1 次印刷

书　　号：ISBN 978-7-5202-1869-6

定　　价：55.00 元

敬畏历史，负重前行

写历史人物和疾病的纠缠，不是第一次，但这本书的成书过程，实在与先前不同。回想起为这本书的最后一章画下句号时已是 3 年前了，新型冠状病毒刚刚开始传播……接着几年，我们一起经受了病毒的考验，也继续受惠于新的医疗技术，一路前行。

其实，只要有人类文明存在，疾病就会如影随形，不管你是高高在上，还是活得狗苟蝇营，不管你带着什么政治标签，还是怀揣特殊信仰。

在这本书里，我并不想只关注那些朝堂之上的显赫人物，而更愿意把触角伸向默默无闻的普通民众，正是这些历史上无数的无名过客，参与推动了每一个波澜壮阔的时代、锻造了我们的伟大文明。寂寂无名，也可演绎黄钟大吕，合奏出历史的巨大回声。他们的故事，不应漫漶于汗青！

这次的寻病访史旅途，灵感源于古画。文字记载，固然是中华民族的长项，但不可否认，图像的直观、鲜活的确能让观者穿越到一个个荡气回肠的时空。我在汉代画像石上看到蹴鞠者矫健的身影，然而，仿佛也能听到他们伤病的呻吟声。这一声叹息，开启了这次创作之旅。

2018 年上半年，我在广州市的广东省人民医院进修心脏导管手术。记得我是在昏暗寒冷的傍晚到达这座既熟悉又陌生的城市的，腊月寒潮裹挟着寒雨。当我撑着雨伞，瑟瑟发抖地走在寂静的小道上时，一种茫然溢满了心头，茫然于未来的职业规划，茫然于复杂而令人揪心的人际交集，茫然于未知的疾病袭扰，更茫然于自己的写作生涯。整个 2018 年，我几乎没有为新的篇章留下一个字。这一年，我的生命就如同淋着一场寒雨，经受着刺痛和困苦，隐忍着焦躁和孤独，却仍孕育着新的生命力，酝酿着下一个晴朗、温暖的春天，下一个丰收的金色秋天。

在广州，有一段日子过得很不舒畅，我便短暂离开医院一天，去艺术博物馆参观。在那个悠然的夏日下午，我漫无目的地走进空无一人的阅览室，坐在窗前，眺望着不远处的珠江，它缓缓流淌，泛着午后的粼粼波光，跟百年前、千年前到底有什么不同？那一刻，我觉得它似乎想告诉我什么。在阅览室里，我拂去灰尘，翻阅一套记录 19 世纪华人生活的西洋画册。画册里面全是贩夫走卒。他们生活的点点滴滴透过画作，浮现于一个医者眼前。我看到一对京城母子皮肤白得吓人，连头发都是黄黄的，羞答答地用扇子遮着太阳。他们，不是欧洲人，而是清代的白化病患者！怕光、怕晒、怕歧视！即使他们活在此刻，也没有医术可使他们变得跟我们一样。人类征服疾病的历程漫长而没有尽头，更多时候，在严酷的大自然面前，医者也只能尽一分微薄之力，带给病患一丝温暖而已。

又有一回，我参观广州美术学院，在展览室里，看到学生临摹的明代画像。原画的作者已泯然于历史，但他用西洋立体技法创作的人物肖像栩栩如生。这是一批明代基层官员的标准像，如果那时有身份证或工作证，这些肖像正好派上用场。他们居然还有名有姓，虽然并不闻名遐迩，但细查史海，的确能找到其痕迹。至于容易被疏忽的外貌特征，对医者而言，也可能是诊断疾病的线索。

敬畏自然，敬畏历史，谁敢说这是一句套话？

当然，也有人可以玩弄自然、调侃历史，比如宋徽宗。这位艺术皇帝不仅喜欢收藏金石古玩，还喜欢收集各种所谓祥瑞之物，诸如白鹿之类，更把群鹤翱翔于皇宫记录在自己的设色画布上。对待国运，他如此自欺欺人；对于治国，他更一窍不通。他也不知道，过度接触野生动物，尤其是飞禽，从流行病学角度而言，并不安全。

这几年，我都在忙于各种医疗事务，感觉全身被掏空，只有灵魂尚在。有时遇到困难，想过退缩，但想起宋代画家李唐的《村医图》里那位痛不欲生的老者，正接受着艾灸治疗，我的胸中又涌起一股前行的勇气。

在重新审阅这份书稿的日子里，新型冠状病毒感染已告一段落。人类战胜过不少疾病，中华民族熬过许多艰难时刻，但历史和自然界最本质的底色毕竟是冷酷的，我们除了负重前行，还能做点什么？

是为序。

一 目 录 一

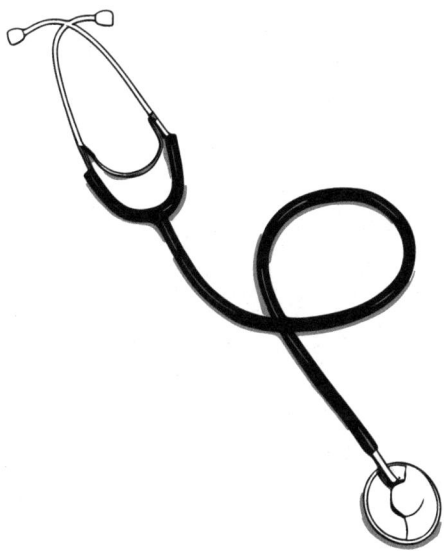

诊 室

1

美容之术
让人改头换面 →

谁不爱美——康熙帝也修图？

清圣祖爱新觉罗·玄烨，1654～1722，清世祖爱新觉罗·福临（年号"顺治"）第三子，清军入关后第二位皇帝，年号"康熙"。8岁即位，是中国历史上在位时间最长的皇帝。

中国历代帝王传世画像甚多，不过他们到底长什么样子，却往往令人一头雾水。毕竟，中国古代的绘画并不追求写实，技术水准也没有达到相应的高度。因此，宋、元之前的帝王画像不仅相貌多半雷同，脸部轮廓线条也极不合理，实在是只能当成符号来认识；更有甚者，有些帝王的画像是其去世多年后再由画家依据传说描绘出来的，这样的真实度，你敢相信吗？

千古一帝的盛世美颜

随着绘画技术的进步和西方文化的传入，中国写实肖像画也进入新的境界，明、清两代的宫廷画像，几乎能让我们直接看到数百年前的古人真容。

康熙帝的画像存世很多，除了有一幅老年的朝服标准画像显得有点暮气沉沉之外，在其余的画像中，不管是身披铠甲，还是静坐读书，康熙帝都是一副器宇轩昂的模样，年轻时更是潇洒英俊、皮肤白皙，尤其是脸部，光洁如水，活脱脱是"小鲜肉""小帅哥"。

也许很多人会认为，这就是真实的康熙帝，毕竟画作太写实了。

可惜人们忽略了一个小问题，那就是——事在人为。既然现今的照片都可以通过简单的程序进行美颜，让人瑕疵全无，在画笔下将描绘对象加以整容，又有何难？

皇帝的尊容，如同他的名字一样，是需要避讳的，不但要跟别人不一样，还要比一般人更俊朗、更威严，所以，一切的瑕疵不得见于纸上。

因此遗憾的是，真实的康熙帝并没有纸面呈现的那么俊美。

但康熙帝不是第一个，也不是最后一个让画像整容的人。

明朝开国皇帝朱元璋的传世画像有两幅，神奇的是，两张画上的长相判若两人：一幅是宫廷范儿的，画里的朱元璋五官端正、不怒自威，虽然不是"老帅哥"，倒也有一股神气和魅力透过纸张扑面而来。但另一幅来自民间的画像就有霄壤之别了，画上的朱重八（朱元璋原名）脸部扭曲成猪腰子

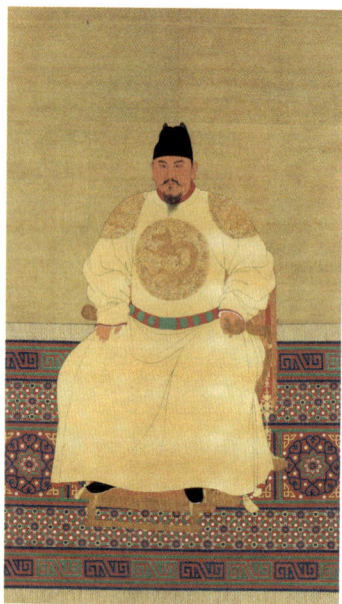

明太祖坐像

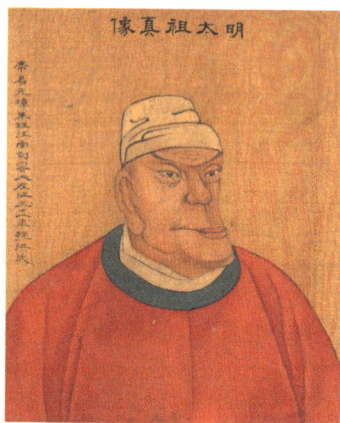

民间流传的朱元璋长脸画像

状——额头凸出、下巴翘起并反包上颌、脸颊凹陷、鼻梁塌扁、双目如贼。尽管这样的画像不无夸张的成分，但这位出自社会最底层的草根皇帝，其貌不扬，甚至令人不敢恭维，可能才是事实，只是慑于他登基后的淫威，又有哪个宫廷画师敢忠实画出他的本来面目？

明代皇帝的宫廷画像绝大多数都是以正面示人的，唯独朱元璋的儿子朱棣以半侧面传世，只见画像上的朱棣身体和脸部稍偏向右侧，美髯飘飘及腹，威风凛凛，不输关云长，唯脸色稍黑。他为什么用左脸示人，而隐藏部分右脸呢？难道右脸有什么不能让人看的？这也是未解之谜。

清代康熙帝的后代中，继续有人不断在画像上美化自己，直到照相技术传入才让现代人真切地看到了他们的模样——咸丰帝几乎就用了相同的招数掩盖了和祖宗一模一样的难堪面容。这两人经历了相同的病魔煎熬才得以登基称帝，但病愈的后遗症，不仅在肉体上，同时也在他们心灵上留下了永久的创伤，因此，画像上是断然不许出现脸部瑕疵的！

大难不死，当有后福

顺治十八年（1661）正月，京城皑雪飘飘，新年鞭炮声声，老百姓围坐在火炉边，沉浸在春节的喜庆之中。

然而，紫禁城养心殿里面，一位不到 24 岁的青年，却浑身脓肿，气息奄奄。他就是清军入关后的第一位皇帝——顺治帝福临。自己来日无多，清朝江山却尚未巩固，未来如何是好？当务之急是赶快立下继承人，但是，谁才是最优选择呢？

黄昏时候，三阿哥玄烨的家中忽然来了神秘的信使，只见他匆忙进到府中，脸上满是惶恐和兴奋。看见虚岁只有 8 岁的玄烨和抚育他的乳母，此人便扑通跪下，行了标准的三跪九叩大礼。

"圣上龙体如何？"乳母孙氏急切地打听。一个月来，宫中传来的都是坏消息，玄烨的父皇顺治帝痘疹（天花）恶化，全无起色，看来难逃一劫。 是从儿子中拣择还是从兄弟中挑选？乳母旋又觉得自己的思量纯粹多余，毕竟，玄烨是顺治帝的第三子，生母佟佳氏不受顺治宠爱，玄烨出生7年也没见过父皇几次，何况佟佳氏早早就去世了。皇位更替，实在跟这位三阿哥没多大关系。

当时，顺治帝已经有过8个阿哥、6个公主。长子牛钮生于顺治八年（1651）十一月初一，本是极好的兆头，可这婴儿只活了80多天！第二子名叫福全。福全幼时，顺治帝问其志，他说："愿为贤王。"看来是一个早熟的孩子，而且聪明可人。玄烨是第三子，比福全小1岁，当时没表现出什么过人之处。宫中人人皆知，顺治帝对福全寄予厚望。

然而，信使不同寻常地行了三跪九叩大礼，让乳母大为惊讶。

"皇上已近弥留，恐将龙驭上宾了……"信使哭丧着脸，还不时挤出几滴眼泪，然而他很快就两眼放光，连挪带爬地靠前几步，大声说道："恭请三阿哥入宫，继承大统！"

顿时，乳母不知所措，又惊又喜，她紧紧搂住如坠云里雾里的玄烨，眼中迸出泪水，有感恩，更有一丝不解。

第二天，紫禁城沉痛地对外宣布：皇上驾崩了！

年幼的玄烨——未来的康熙帝，被抬进紫禁城的核心地带，开始了对清朝 61 年的统治！他当时不知道，为什么父皇临终前会改变主意，放弃钟爱的福全哥哥，转而让自己成为清朝的舵手。

其实，顺治帝自知一病不起时，确实在继承人问题上犹豫不决。他不得不请教自己非常信任的德国传教士汤若望。

汤若望也是一位著名的天文学家，于 1619 年抵达澳门，后入北京，1644 年归顺清朝。因能精确预测日食，得到清廷重用；更由于知识渊博、见多识广，且带来西方世界的先进技术，顺治帝对他尤为信赖和尊重，称他为"玛法"（满语"爷爷"之意）。当顺治帝向汤若望咨询继承人人选时，他力主玄烨，这和顺治母亲孝庄皇太后的主张一致。

顺治帝终于下定了决心，不久便撒手人寰。玄烨继承大统。

汤若望的理由很简单：玄烨得过和顺治帝一样的疾病——天花，而他侥幸存活了，按照民间经验，他就获得了终生的天花免疫力，不用再担心得此病了。当时，天花正在全世界肆虐，中国只是其中一个灾区。宫廷内外，天花已经制造了无数冤魂。而玄烨的竞争对手福全却未曾"出痘"，说不定什么时候就追随父皇，感染天花死了。相对健康的皇帝继位者，对清朝的政治稳定和长治久安是多么重要，顺治帝心知肚明。

那么，天花到底有多可怕?

令人色变的死亡之花

17世纪，一场大规模的天花疫情曾席卷亚欧大陆，断断续续肆虐了近100年。直至19世纪后半叶，天花仍在不时制造灾难。明、清之际，中国北方更是天花的重灾区。这一时期恰逢中国战乱不休、政权更迭，天花的祸害变本加厉。清朝建立之初，天花疫情极端严峻，不但在社会上造成了大量民众死亡，而且对满洲八旗官兵和皇室成员也产生了严重威胁。由于他们刚从冰天雪地的白山黑水进入相对温暖的关内地区，体质有差异，对气候又不适应，加上频繁与关内的人接触，因此更容易被天花感染。

清朝贵族中，死于天花者不计其数，顺治帝和后来的同治帝便是直接死于该病。开国名将多铎——努尔哈赤第十五子，顺治帝的小叔叔，被乾隆帝赞为"开国诸王战功之最"——于顺治六年（1649）死于天花，年仅36岁。顺治帝生有8个阿哥，据记载，患天花夭折者4位，患天花而幸免于死者1位。天花这种疾病就像鬼魂附体似的，一直困扰着他们。后来的雍正帝就曾感慨道:"看来满洲、蒙古等艰于子息者,大都为出痘所殇。"

天花病毒吸附在被感染者上呼吸道的细胞中,并入侵局部淋巴组织,其后大量复制,进入血液循环,形成病毒血症。除了通过飞沫直接传播外,皮肤接触皮疹渗出液、痂皮、飞沫污染物等也可间接传播天花。皮肤接触是天花传播的另一重要途径。通过血流,病毒广泛播散到全身皮肤、黏膜及内脏器官组织,导致多个器官严重受损,甚至全身出血,极其凶险。比如,病毒会入侵心脏引发病毒性心肌炎,极容易导致病患直接死于心脏衰竭或恶性心律不齐。

开始时,病患会出现严重的毒血症(寒战、高热、乏力、头痛、四肢及腰背部酸痛,体温急剧升高时还可能出现小儿惊厥和成人谵妄,以及昏迷),三四天后,天花病毒便大肆破坏皮肤组织细胞,病患全身出现典型的天花痘疹。如果病患能侥幸存活,皮肤会成批依次出现斑疹、丘疹、疱疹、脓疱,最后结痂、脱痂,一生遗留凹陷的疤痕——痘疤!

天花幸存者的脸上往往由此出现坑坑洼洼的后遗症,俗称麻子。康熙帝和后来的咸丰帝都是这样的受害者。

清朝贵族一开始只能消极地对天花采取躲避的方式,即避免见不必要的人,或者在僻静而人烟稀少的地方隐居。顺治帝一生都在躲避天花的追袭，多次出宫避痘，最终仍避无可避而死。康熙帝也是从小就跟天花打交道。他刚刚出生不久就被送到西华门外的避痘处（后改建为福佑寺）避痘。尽管层层设防，但不到两岁的时候，他还是染上了天花。万幸的是，他从天花死神的魔掌中挣脱出来；不幸的是，他小小年纪就永失父爱，成为终生之痛。

天花带来的脸部后遗症不容小觑。疤痕是人体创伤后在伤口或伤口自然愈合过程中正常的、必然的生理反应，也是创伤愈合过程的必然结果。很多时候，伤病处的正常皮肤软组织不能完全自我修复，于是纤维结缔组织便取而代之，所以，它们的本质可以说是不具备正常皮肤组织结构及生理功能的、失去活力的、异常的、不健全的组织。疤痕不仅破坏了美观，严重时还会妨碍生理功能，甚至导致毁容和畸形。脸上的疤痕尤其容易给病患带来巨大的肉体折磨和精神痛苦。

当疤痕组织在体表造成凹陷畸形时，称之为凹陷疤痕。这常见于天花、水痘或痤疮后遗留的疤痕，也可见于外伤及皮肤感染。简单的凹陷疤痕仅是线状疤痕及其区域的低陷，广泛的凹陷疤痕则可合并有皮下组织、肌肉或骨骼组织缺损。好端端的一副相貌，会让天花破坏成丑八怪。

换句话说，在天花横行的年代，光看脸上有没有麻子，就知道这个人有没有得过天花之类的疾病了。

如何启动人体防护盾

面对天花的席卷，光是躲避显然是苍白无力的，事实证明，这样的消极方式如同等死。

然而，为什么得过一次天花而幸存后就能免于灾难呢？

这就涉及人体的免疫系统了。

人类生活在充满无数病毒、细菌等环境中，尽管如此，我们并非总是得病，这都是由于人体的免疫功能在发挥作用，就像坚硬的盾牌保护着我们的身体。可是，免疫力不是生来就有的，和生长发育一样，免疫力也是慢慢成长起来的。

首先，妈妈的馈赠是第一步。婴儿在 6 个月之前较少生病，这是因为母亲在怀孕后期将免疫球蛋白通过胎盘输送给婴儿。她在怀孕之前，身体不可避免接触过病毒、细菌等多种病原体，已激发出相应的免疫球蛋白，这些物质能为婴儿抵挡出生后很长一段时间的病魔侵袭。婴儿 6 个月后，免疫球蛋白耗尽，自身免疫屏障尚未发育完善，也就多病起来。

其次，孩子一次次接触到的病原体，是他们形成免疫力的催化剂。虽然生病不是好事，但也并非一无是处，因为孩子在与这些病原体的不断对抗中，体内会激发出一波又一波的抗原，这些免疫物质对接触过的病原体都留下深刻的"记忆"，下次遇到同样的侵袭者时就会自动奋起反击，保护人体。身体健康的成年人接触到病原体，也是同样的过程。所以，多年的经验积累让当年的清朝人已经意识到，得天花的人要么死掉，要么不再担心二次感染（尽管他们仅仅把握住了规律，只知其然，不知其所以然）。

再次，接种疫苗是人为获得特定免疫力的有效方式。

至晚在 16 世纪，中国已逐步推广人痘接种术，而且世代相传，师承相授。医家总结出痘浆、旱苗、痘衣等多种预防接种方法。其大致方法是：用棉花蘸取痘疮浆液，塞入接种儿童鼻孔中；或将痘痂研细，用银管吹入儿童鼻

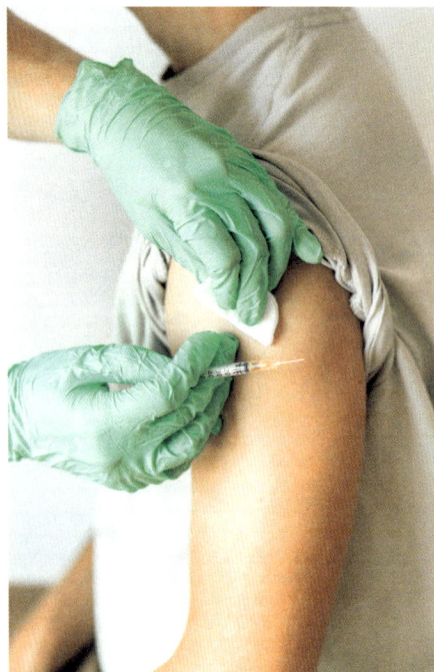

■ 接种疫苗

内；或将患痘儿童的内衣穿在健康儿童身上。总之，医者通过人为造成的轻度感染，使被种痘者获得一定程度的免疫力。这种方法并不安全，且制造的免疫力只能持续若干年，并非终生有效。但是，有办法总比坐以待毙好一些，康熙帝亲政后，就曾大力推广此法，挽救了不少生命。

直到西方医学家依据同样思路改造、发明出更安全有效的牛痘接种术后，天花才被逐渐降服。

现代疫苗本质上是细菌或病毒的某种组合成分，但不是整体，而且经过改良后已大多失去活性，进入人体时安全性较高。这些病原体成分，就好比提示牌，足以刺激体内激发出相应的免疫球蛋白，对号入座，有的放矢，攻击真正来袭的病原体！

由于人类的不懈努力，天花已经在地球上销声匿迹了40多年。如今，天花病毒仅保留在美国和俄罗斯的实验室，作为研究之用。

今天，当我们瞻仰康熙帝的画像时，应该记住，这些画的背后其实有着一段隐形的抗疫史！

谜之肖像画——林则徐胡子是黑是白？

林则徐，1785～1850，清代中后期福州人，官至从一品。因严禁鸦片引发中、英第一次鸦片战争，是中国近代重要历史人物。

林则徐，中国近代著名政治家、思想家，曾力主严禁鸦片和抵抗英军入侵，是中国家喻户晓的民族英雄，他对澳门也有特殊的意义。1839 年，作为道光帝委任的禁烟钦差大臣，林则徐在广东大张旗鼓，并于夏、秋之交巡访澳门，驻莲峰庙，接见葡萄牙官员，视察澳门的鸦片查禁情况。当时，葡萄牙人在澳门对清廷相当恭顺。林则徐下榻的莲峰庙，如今已开辟成林则徐纪念馆，供人们参观。

长期以来，后人对林则徐的外貌印象都定格在他虎门销烟和鸦片战争时的状态。关于他的影视作品、图片、雕塑比比皆是，且无一例外都把这个时期的林则徐描绘成浓眉大眼、胡黑须长的威武形象，这完全符合传统中国人对英雄人物造型的想象和揣测。

当然，林则徐也有清代的传世画像和石刻拓片，不过笔法过于粗糙，这些大致的轮廓只能视为对古人的膜拜标志，无法为后人揭示林公的真实相貌。

那么，林则徐的具体形象是否永远都是一个谜呢？

林公真容究竟如何

林则徐的后裔原本也是这样认为的。但是，2007 年，事情突然发生转机。在美国波士顿美术馆发现了一幅湮没多年的油画画像，据说主角正是林则徐本人，而且是鸦片战争前夕的林则徐。据林家后人介绍，当年林则徐南下禁烟时，侨居广州十三行的画家出于对林则徐的敬仰，为他绘制了一幅肖像油画。可是，林则徐因公务繁忙，忘了取回画像。最终，这幅画像被当时协助林则徐的得力干将李志祥带到了美国，并将画像捐赠给了波士顿美术馆，保存至今。但油画是如何辗转到他手上，又如何运到美国的，迄今均没有史料记载。据见过画作的林家后人回忆，他们家族中有些宗亲长得跟油画上的人很像。

油画上的画像采用西洋画法，立体逼真，如果临摹对象确实是林则徐的话，应该是最接近本人原貌的画像了。

端详着波士顿美术馆的这幅油画，笔者不禁产生穿越时空的感觉。

只见画上的林公头戴清朝常见的暖帽，插有顶戴花翎，身穿黑色袍服，衣服没有任何表明官衔品级的补子图案。清朝官员之帽，按制一般分为冬天的暖帽，以及夏天的圆锥形凉帽。按照史料记载，林则徐是 1839 年初春到达广州的，那时天气还微寒，如果画家此时描摹他的形象，把他画成佩戴圆形暖帽（帽子周围有一道檐边，似为皮制）的样子，也算合理。

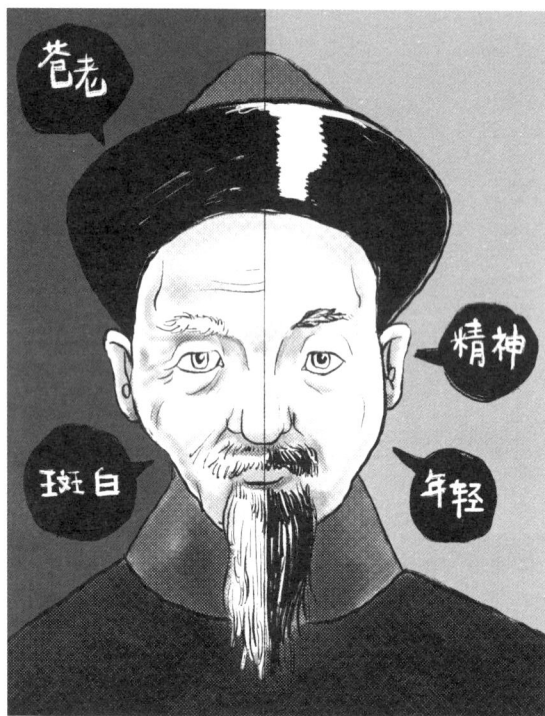

林公慈眉善目，嘴角挂着一丝不易察觉的微笑；他的眉毛又长又弯又纤细，有点像女士的眉毛；脸庞不胖不瘦，眼睛略小，下巴精致，透露出几分精明和愉悦，看得出此人年轻时也是英俊男子；眼睛之下挂着一对明显的眼袋，让主角看起来像

没睡醒，额头上横着几道细微的皱纹。最意外的是，林则徐嘴唇上下均飘着白如霜雪的胡须，密度和长度均属中等。这一切跟传统的林则徐肖像大相径庭！皱纹、眼袋、白胡须，暗含着岁月的沉淀，隐约在诉说着主人翁十年寒窗、官场沉浮，一路摸爬滚打直到人生巅峰的艰辛历程。这些都让观者意识到，眼前是一位不折不扣的老者。如果没人告诉你这是林则徐，不看帽子的话，也许你会觉得这是个精打细算的广东商人。

林则徐是福建省侯官县（今福州市）人，这幅画像也是典型的南方人相貌，但把林则徐画得过于苍老。从现代人的视角看，画上的林则徐至少是 60 多岁的样子，而实际上，林则徐主持虎门销烟时不过 54 岁，不管是当时还是现在，就政坛而言，均属于壮年政治家，前途依旧灿烂。画上的林则徐戴着官帽，看不见头发，但可以估计，他已是皓首老翁了。

有人说，古人的生活保养比今人差很多，也许那时 50 多岁的人就像今人六七十岁的样子。这话也不假。况且，男人在 30 多岁时长出白头发本属寻常事，40 多岁时胡须和鼻毛都开始变白也不罕见，不少人到了 50 多岁时，胡子比头发白得更厉害，这已司空见惯。

除了画像，有没有真实的古人胡须留存下来呢？当然有。1959 年，中国考古学家对明代十三陵中的定陵进行研究发掘，当时就出土了明神宗朱翊钧的尸骨以及保存完好的头发及胡须。在地宫中沉睡了 300 多年的明神宗让后人清晰看到了自己的须发，他逝世时 57 岁，史料记载其常年患病，足不出户，朝政不理。他的胡须是黄白色的，颅骨上也白发苍苍，然而两位皇后均保存了黑色的完整发束，因此人们否定了漫长时光和地宫环境导致明神宗须发颜色变浅的可能。可见，50 多岁的古人，如果身体不好，或遗传体质所致，都会出现须发皆白的情况。

有没有想过，为什么当我们开始衰老时，毛发会变白？眼袋也随之而来呢？

胡须为何由黑变白

人的衰老往往先从眼周体现，一般人 40 岁以上就易产生眼袋，眼周皮肤、眼轮匝肌松弛，弹性变差，主要原因是眶隔筋膜退行性变性，临床一般则指下睑皮肤下垂、臃肿，通常还有双侧对称性。此外，中老年人的眼袋往往是眶内脂肪组织过多造成的，呈假性疝出或膨出。当然，这都与家族遗传有关，并非人人到了某个岁数就一定长眼袋。现代医学科技发达，不服老或不喜欢流露老态的人，可以通过美容手术，改变眼袋对自身容貌的不良影响。

至于胡须变白的原因就更复杂了。

胡须呈黑色是因为胡须中有黑色素，黑色素由存在于毛发根部的黑色素细胞合成。合成黑色素需要酪胺酸、维生素 B 等物质，同时还要有充足的血液供应与正常的黑色素合成系统存在，其中任何一个环节发生问题，都会造成黑色素合成障碍而出现白胡须。

现代医学认为，正常情况下，人体毛发（头发、胡须等）毛乳头内有丰富的血管，为毛发的生长提供了充足的营养，黑色素颗粒能顺利合成。若有不良刺激造成供应毛发营养的血管发生痉挛，使微细结构的色素细胞分泌黑色素的功能出现障碍，就会影响黑色素颗粒的形成和运送。当黑色素颗粒无法从毛囊运送到毛发中去时，毛发的黑色素颗粒就会减少，减少到一定程度时便开始出现白发或白胡须，甚至白鼻毛了。

有研究指出，肥胖、烟酒刺激、睡眠不足、精神紧张、生活不规律、心理压力过大、持续焦虑状态都是造成毛发变白的不良刺激因素。如果患有某些慢性消耗性疾病及内分泌疾病等，或饮食中长期缺乏酪胺酸、铜、钴、铁蛋白、植物油、B 族维生素等，也会导致黑色素生成困难，从而出现毛发提前由黑变白的症状。

当然，自然衰老是最常见的致白原因。随着年龄增大，黑色素母细胞的数量不断减少，酪胺酸酶的活性也逐渐衰减，造成黑色素不足，这才是最常见的白发、白胡须成因。针对这个环节，医学上还暂时无能为力。如果人们能逆转衰老，相信很多疾病，诸如癌症之类，也有可能从源头上被攻克。

古代的知识分子大多生活在很大的压力中，圣贤教诲的责任、动辄得咎的恐惧、长年累月的青灯苦读，再加上迷信丹药，造成有害物质累积在体内，这些都很容易导致提前衰老，像韩愈"年未四十，而视茫茫，而发苍苍，而齿牙动摇"、苏轼"早生华发"，这些都不是特例。由普通读书人一路拼到朝廷一品命官，学业、公务的繁忙可想而知，林则徐 50 多岁就须发皆白，完全也是可能的。

只不过在西方人的记录中，林则徐可不是油画上的形象！这又是怎么回事？

洋人眼中的黑胡子

英国著名外交官 J. 包令（John Bowring），在欧洲享有作家和语言学家的声誉，在谈到林则徐的外貌特征时写道：林体格短小精壮，有丰满的圆脸，长长的黑髯和一双犀利的黑眼睛，前额饱满睿智，声音清晰、洪亮有力，衣着朴素，而且温文尔雅，生气勃勃。面容显得深思熟虑、和蔼可亲。

这里提到的林则徐也是鸦片战争前后的状态，按照文中的记载，林则徐不仅胡须浓黑，而且似乎有点矮胖，脸部也是圆圆的。这跟同一时期那幅油画形象完全不同，特别是胡子的颜色。胡子怎么可能在短期内变化如此之大？春秋时期伍子胥遭到楚王迫害，全家遇难，自己只身潜逃，差点被抓，命悬一线。相传，他又忧愁又恐惧，一夜之间就白了全部头发。这故事显然过于夸张，毕竟传说与文学无法解释科学，极其负面的心理状态会使人头发、胡须变白，但到底还是需要一段时间呀！林则徐南下禁烟固然公务繁重，但他踌躇满志，意气风发，一开始就先声夺人，挫折暂时不多，照理没有太多负面情绪。难道英国外交官认错人了？

其实，上述的黑胡须并非孤证。

再看看美国商人 W.C. 亨特（William C. Hunter）的描述。1839 年，他在广州珠江帆船上第一次目睹了林则徐的风采后如此说道：他具有庄严的风度，表情略为严肃而坚决，身材肥大，须黑而浓，并有长髯，年龄约 60 岁。

里面的林则徐依然是发福的，胡须也是黑色的！

西方人相当重视人体容貌的记录，林则徐虽然站在西方殖民者利益的对立面，但作为强大而值得敬佩的对手，具有骑士精神的西方人还是对他怀有敬意。喜欢制作蜡像的英国人给林则徐夫妇都做了蜡像，以表敬意。若干年之后，清朝人出使英国，见到这尊栩栩如生的林公蜡像，不禁啧啧称奇。由此可见，处事严谨的西方人对林公的描绘应比较可信。

至于美国波士顿美术馆收藏的那幅林则徐画像，其来历和真实性还有待后人探究，至少在笔者看来，画中人物极可能并非真实的林则徐，只是某位普通的中国官员或商人。在当时的广州，这样的画像多如牛毛，是不是在流传的过程中由于名人效应，有意无意地被误判成林则徐，继而以讹传讹呢？毕竟，画像中的官员没有穿戴有品级标识的袍服，就更难断定他就是林则徐了。

林则徐的后半生活得并不健康，他在广州时因患有疝气请了美国医师诊治。后来鸦片战争失败，他成了替罪羊，被道光帝流放新疆，可谓心力交瘁、内外交困，年近花甲的他，身心不可能在恶劣的环境中处于良好状态。1850 年，新登基的咸丰帝看重林则徐当年的巨大声望，对他委以重任，试图起用老臣镇压如火如荼的太平天国运动。可惜此时 65 岁的林则徐已是风烛残年，他在赴任路上被风寒所侵，走到广东省普宁县（今普宁市）时又下痢，腹泻不止。各种疾病同时发难，最终导致他撒手人寰。此时的林则徐，被无情的岁月和政治折磨得一塌糊涂，须发皆白，才真有可能。

惊人的真实感——大画家的老年斑

沈周，1427～1509，明代中前期苏州人，吴门画派的创始人，明代四大画家之一。

假作真时真亦假

人们一般都在意自己的容貌，古人亦大多如此。如果有画像传世，经常会出现两种情况。

第一种情况是用较为简单的粗线条勾勒，按照古书上相学、星象学的规律添油加醋，使人物符合历史的传统评价。这个情况大多出现在隋唐之前，秦始皇、汉高帝、曹操等人就是典型，且由于当时的绘画写真技术还处在萌芽阶段，这些画像自然都显得粗糙，差不多等同于符号，根本不能表达出肖像主人的真实长相，因此帝王将相看起来大同小异，文人墨客也大致一个模子。那些著名的古人到底长什么模样，只得靠翻阅史书文献，在片言只语中汇集想象了。

第二种情况是唐、宋之后，人物画像开始向逼真靠拢。宋朝皇帝、元朝皇帝的画像看起来就比较活灵活现，尤其是元朝帝王们，个个都是脸庞肥胖、眼睛偏小、眼距较宽的典型蒙古大汗形象，与中原人士大相径庭。而正因为写真技术越来越成熟，画像主人便越加对画像上的自己挑剔起来。

朱元璋就是个典型，他的宫廷画像和民间画像简直有霄壤之别，前者神采奕奕、五官端正、略显富态、不怒自威，一副不折不扣的帝王吉相，脸上一丝瑕疵都没有；而流传在民间的相貌，简直如同地痞小丑，猥琐不堪。很明显，朱元璋的官方造型都是经过巧妙加工的，甚至融入了某些相学因素，用来证明此人是天生的九五至尊，符合君权神授的天意。如此"PS""美图"之后的朱元璋，自然是神圣得威风凛凛。他的儿子朱棣更夸张，从侄子手中篡位之后，同样为了证明自己皇权的合法性，也让人把自己的长相描摹得与朱元璋如出一"模"，仅仅是胡子更长更黑而已，真正

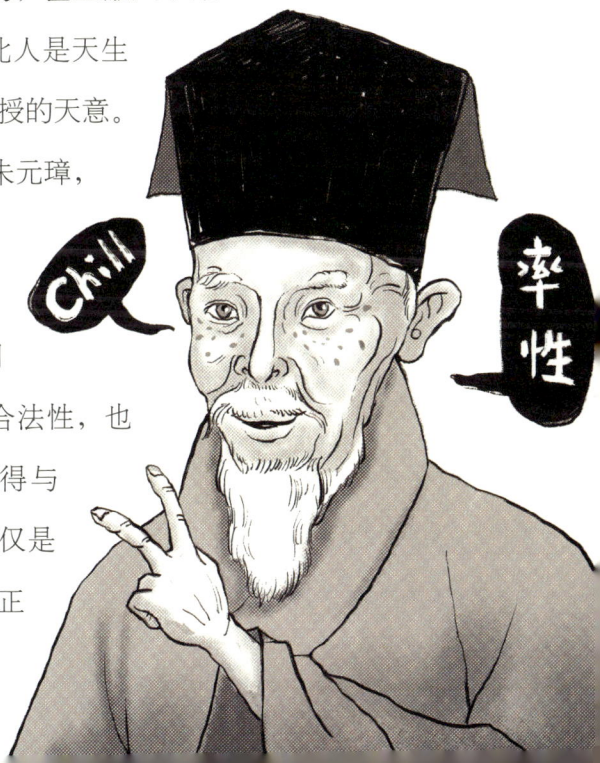

做到了"根正苗红"。

值得注意的是，朱元璋的官方画像应作于他的晚年时期，因为画像上的朱元璋胡须全白，眼角隐约可见皱纹。只是脸上的其他部位显得太紧致、太光滑，导致整体上与年龄、白须不相协调。他活了70岁，远远超过了之后十几个继位的后代。

问题来了，年近古稀的老者，脸上除了皓白的胡须、象征阅历和沧桑的皱纹，还应该有什么呢？

我们来看一看明代著名老画家的真实容貌吧！

画家的心灵之声

北京故宫博物院藏有一幅《明人画沈周半身像》。作者不详，而画像的主人却鼎鼎大名。

沈周，长洲（今江苏省苏州市）人，明代中前期人士，字启南，号石田、白石翁、玉田生、有竹居主人，是一代绘画宗师，吴门画派的创始人，与文徵明、唐寅、仇英并称"明四家"。他活了82岁，是当时难得的寿星。沈周虽出身世家，但一生不应科举、不入仕，专事诗文书画创作，传世画作有《庐山高图》《秋轩晤旧图》《沧州趣图》，著有《石田先生集》《客座新闻》（笔记小说）等。

明代开始，写实画像之风渐兴。沈周七八十岁的时候就多次邀请别人为自己作画，作品应该不止一幅，不过流传最广、影响最深的还是北京故宫博物院所藏的那件。

该幅画作于沈周 80 岁左右时，刻画真实，体察精微，着色得当，生动表现了老年沈周精神矍铄、仙风道骨的形象。画中人物衣纹平直厚重，"乌巾赤舄（音同系，指鞋子），袖手凝立"，面貌用笔轻重有致，须眉皓白，皱纹丛生，脸颊瘦削，但双目炯炯有神，两颐的老人斑赋色烘托得宜，是难得的肖

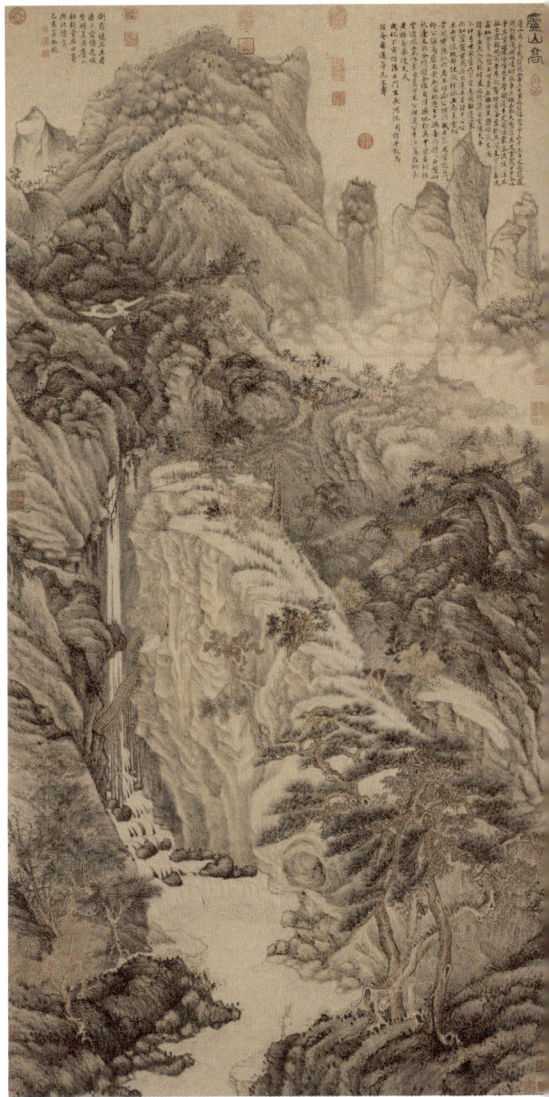

■ 明代沈周所绘《庐山高图》

像画杰作。

沈周自题：人谓眼差小，又说颐太窄。我自不能知，亦不知其失。面目何足较，但恐有失德。苟且八十年，今与死隔壁。次年沈周又题：似不似，真不真。纸上影，身外人。死生一梦，天地一尘。浮浮休休，吾怀自春。

明代画家中留下画像的，不止沈周一个，时代稍后一点的徐渭也有，但那是中年模样的徐渭。像沈周这样将暮年形象毫无保留地留给后世的，恐怕只有他一人。他力求真实，对画作的要求也相当严格，连老化的细微特征都不放过，细腻地用咖啡色赭石慢慢点出脸上的老人斑与皱纹。"眼差小，颐太窄"貌似是对自己相貌不尽如人意的自我批评，却显得无比豁达，"苟且八十年"一句未尝不是对自己一生只会书画诗文的自嘲，"今与死隔壁"又显现出他超脱尘世、对自然规律顺势而为的洒脱。

据文献记载，类似的沈周画像当年还有不少。在对另一幅画像的描述中，沈周曾自题：有云世节以余一日之长，不鄙不学，或相有问难，又过于爱，为貌陋容于此纸，尚期永藏之，百年后犹屋梁落月耳。可惜，这幅作品没有流传下来，但仅仅凭借上述这一幅，我们就能对沈周的晚年形象与神韵过目不忘！

中国人能如此真实地在器物或画像上留下自己的容貌，其实很不容易，这种观念的诞生也走过了漫长的历程。

如果以富有艺术文化气息的古希腊代表西方的话，那么有着上下五千年历史的中国无疑能代表东方。古希腊的哲学一直在探讨人的价值所在，所以希腊的人体美呈现得很早、很自然、很成熟。有人甚至说，这是西方文化一开始就非常重视"人的价值"所致。

古代中国，"人的价值"相对不受重视，商、周时期的青铜器上几乎看不到人的造型，此后尽管艺术品上出现人的频率有所增加，但人物绘画并非着重反映人的真实形象，更多的是追求飘逸的神似，甚至人物画的地位远远低于文人山水画。中国艺术家耽于表现山水，即使画中有人，也以写意的风格表现其精神存在而不重其写实的形态。

■ 明代沈周所写《化须疏》（局部）

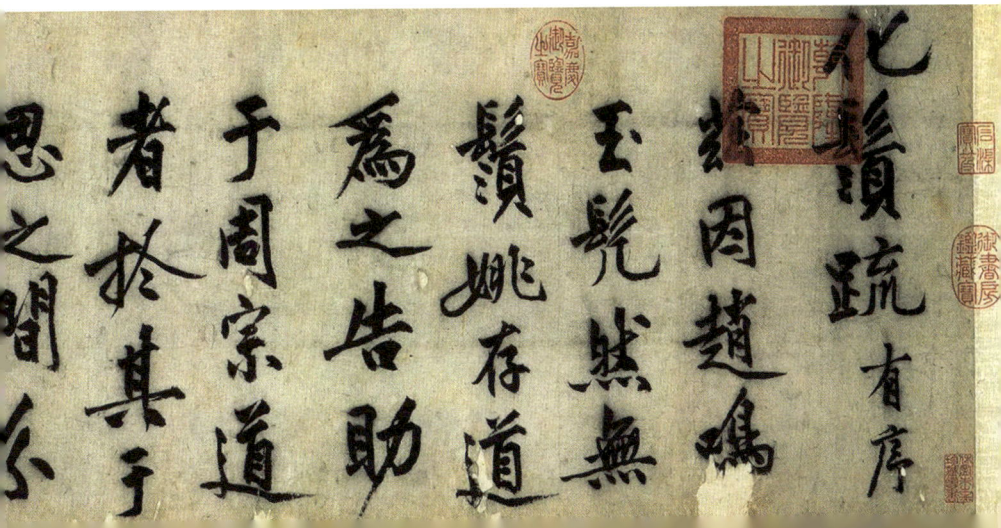

之后的自画像与肖像画兴起实与西方文化传入有关，受其影响，中国画家也开始注意人相貌的真实性以及躯体的存在感，并逐渐重视肌肉的表现、解剖与透视，注重明暗和光影。

自画像是艺术家的心灵告白，由强调文化知识、意识形态和宗教信仰，进而开始强调人的地位，是人文主义的体现，是对人类价值重视的结果，是人类真正苏醒的表现。回顾西方美术历程，许多大师几乎都为后世留下了自画像、自刻像。比如，拉斐尔在壁画《雅典学院》中用达·芬奇的容貌表现柏拉图，

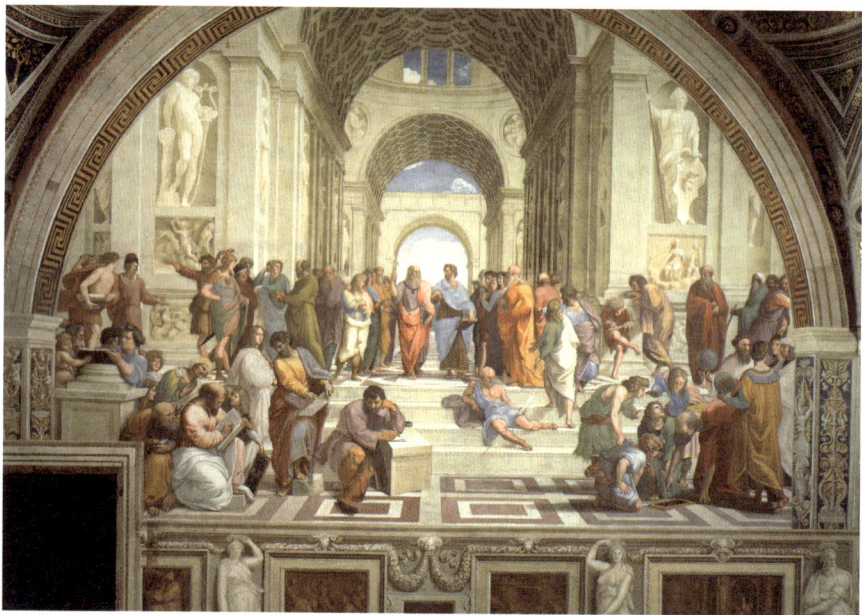

■ 意大利拉斐尔所绘《雅典学院》

他的自画像则在画作右侧边缘。达·芬奇也很早就把自己画成了思考中的哲人形象。伦勃朗和凡高都长期坚持画出自己，敢于自我凝视，敢于表现自己，尽管他们都不帅。

相传，隋炀帝非常英俊，《资治通鉴》记载，他曾对着镜子说："好头颈，谁当斫之！"没想到一语成谶。隋炀帝是表现欲望极强的人，也很有个性，喜欢率性而为，从他的政绩可见一斑。他流传下来的画像也明显比较写实，比同时代的人物画要真实许多，至于是不是真的很英俊就见仁见智。不过看得出，画家似乎并没有以神圣的角度误导后人（感觉隋炀帝像是相貌平平的邻家中年大叔），隋炀帝应该还是原来的模样。

去不去斑有学问

沈周年八十，皮肤长出褐斑，这是自然规律，一般人难以规避。

老年斑是老年色素性皮肤病变中最常见的临床表现，是脂褐素沉积在皮肤表面的结果，是皮肤衰老和人体老化最突出的特征，也是中老年人皮肤或面部美容的大敌。老年斑会随着人年龄的增长而增加，随着衰老程度的加重而加深。在现代人看来，这是美容和医学问题。在明朝的沈周看来，不过是自然的历程，生老病死他都看得很开，这些瑕疵简直不值一提。

老年斑一般生长在衰老人体的面部、手背、胳膊，甚至内脏器官，其中以头皮和面部颞、颧为主，数量不等，大小不均，形似卵圆，黄豆大小，多表现为从浅棕色到深褐色的扁平或稍微隆起的斑点或斑块，一如沈周画像中那样。老年斑起初为毛孔周围针头大小，外观呈淡黄色、淡褐色，为边界清楚的扁平斑丘疹，并逐渐扩大直径，成为圆形、椭圆形斑片，触之质地柔软，表面粗糙，常覆盖有一层油腻性鳞屑，易剥除，但能再生，之后颜色渐渐加深，最终呈深褐色或棕黑色的斑块。除了影响容貌外，老年斑一般不影响身体健康，但在某些情况下，也有可能发生癌变。

老年斑常见于五六十岁之后的人士，与中青年妇女常见的黄褐斑并非一回事。黄褐斑的色素主要是黑色素，患者大多数是45岁以下青壮年妇女，以30岁左右

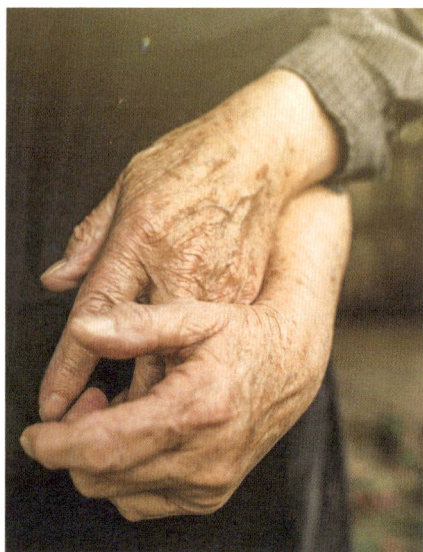

■ 布满老年斑的手

的女性最为多见。主要发生在面部，大多数呈对称性、面积大小不等的片状分布。黑色素主要沉积在表皮基底细胞层和棘层，极少在内脏组织和细胞内。有一派理论认为这与日晒（紫外线照射）和女性内分泌系统紊乱有关。

随着年龄增长，人体抗氧化的能力降低，使得体内氧自由基产生过多，它与脂质作用后，形成脂质过氧化物，在体内蓄积成脂褐素，这是老年斑形成的理论基础。

长在脸上的老年斑一般不影响生命安全，但在大脑中，脂褐素的积累可能和与年龄相关的神经退行性变性疾病有关，比如我们常说的老年痴呆（阿尔茨海默病）。

老年斑只是整个人体生理变化在皮肤上的信号，因此，我们更应该关注人体其他脏器的衰老进程，而对老年斑的治疗也必须采取综合措施。现代人不应单纯用物理手段剔除皮肤斑点，更应该从根本上进行抗衰老预防。

首先，要建立健康的生活方式，养成良好的卫生习惯。不规律的作息、吸烟、酗酒、狂吃滥饮等都会严重伤害人体，加速衰老进程。所以，中老年人应特别注意生活规律、作息合理、睡眠充足、不抽烟、少饮酒，避免环境中一切有害因素的刺激。从沈周的经历来看，他是非常恬淡、节制的文人，厌恶官场的烦扰，向往内心的静谧，中年之后心态更趋平和，也没有酗酒的恶习，纵情山水是他的爱好，而且那时候，烟草还没有传入中国呢！

其次，保持良好的心态也是对抗衰老的重要一环。若是负面情绪较多，容易导致体内产生不良反应，使神经内分泌功能发生障碍，免疫功能下降，从而引发早衰。所以，中老年人应加强自我调控、自我解脱，保持好心情，使生理代谢的调控处于平衡稳定的状态，沈周估计也做得不错。可惜，人类的七情六欲难以掌控，悲哀、兴奋、失落是无法避免的，沈周70多岁时长子不幸去世，痛不欲生，白发人送黑发人，他有诗记载（节选）：

> 佚老余生愿，失子末路悲。
>
> 不幸衰飒年，数畸遭祸奇。
>
> 独存朽无倚，如木去旁枝。
>
> 剩此破门户，力愈叹叵持。
>
> 屑屑衣食计，一一费心思。
>
> 思深气血耗，痏痹引百肢。
>
> 多忘识虑浅，耳瞆目兼眵。
>
> 一旦一身内，有此众病滋。
>
> 所苦不敢诉，常畏老母知。

小孙蠢不学，次儿诞而痴。

后事不足观，百忧无一怡。

其中的苦痛常人无法直接体会。

最后，抗衰老还需要搭配合理膳食。一是适当限制饮食，不要吃得过饱；二是坚持低脂、低糖、低盐、高纤维素与维生素、合理微量元素、足量优质蛋白质和热量均衡的膳食原则，如少吃油炸食物，多吃新鲜果蔬。中国传统医学认为，冬瓜能益气耐老，常食可抗老美容。而现代医学认为，黑芝麻、莲子、核桃、藻类食品中的锌、铜、锰等微量元素较多，抗氧化能力很强。不过这些现代理论，沈周是不可能知道的，哪怕知道，以他的性情，也不屑实践和严格执行。

文人觉醒的标志

无论如何，沈周画像的出现，是一座里程碑。

明代以前，人物画主要被当成宣传工具，被纳入治国和舆论造势的用途，只是在客观上有利于人物画的发展。在此风气的左右下，画家自觉或不自觉地承担起社会教化的重任，人物画成为教化民众、弃恶扬善的工具，逼真度已不在首要考虑的范畴之内。直到明代中期以后，人本主义的意识兴起，使得人物画创作逐渐摆脱思想教化的桎梏，画中的人物题材出现了表现性灵、抒发画家自身情感、表述日常生活细节、捕捉有情趣的瞬间等内容。多方面因素的综合下，尤其是忠于自我的完整表达，类似西方文艺复兴时期强调"人的价值"，无形中改变着明代人物画的整体面貌。

沈周一生的创作历程和人生经历，都充分表现出他对教化、繁文缛节及政治的厌恶。他属于"名利不如闲"的大名士，对世俗生活有难以割舍的感情，在生活中贯彻娴雅的精神追求，不为衣食米盐所牵挂，不为尘嚣所动心，安于诗画，乐于独处；亦有与宾朋觥筹交错以忘其忧，完全在游山玩水、冶园修亭中获得类似隐居的乐趣，隐居而不绝尘，隐居而不避世，世俗而不恶俗。这也是他如此看重自己的真实写照——自画像的原因。

除了工于画作，沈周也擅长诗歌创作，他的作品大多通俗上口、质朴无华。比如晚年时，他以诗诫子：

银灯剔尽谩咨嗟，富贵荣华有几家。
白日难消头上雪，黄金都是眼前花。
时来一似风行草，运退真如浪卷沙。

说与吾儿须努力，大家寻个好生涯。

如此不事雕饰、随心随性的人，他的画像自然是最真实的呈现！因此，沈周的老年斑，恰恰是那一时代古典文人开始集体觉醒的标志。

人间无味——一代男神的脸肿了

纳兰性德，原名成德，1655～1685，满洲正黄旗人，
为康熙近侍，清代三大词家之一。

贵胄出身、才气纵横却天不假年

"昏鸦尽，小立恨因谁？急雪乍翻香阁絮，轻风吹到胆瓶梅。心字已成灰。"这是清朝一代才子纳兰性德的词作。

20多岁时，纳兰性德的词工已经名满天下，其文风清新隽秀、哀婉动人。譬如这首著名的《梦江南》。

和一般文人不同，纳兰性德并非专业从事文学创作，也不是"文职人员"，相反，他的本职工作带有武士色彩——康熙帝的一等侍卫，曾多次陪同皇帝外出巡游。当然，文人是他灵魂的本色，因此不管多么路途遥远、旅途艰辛，文学的情怀依然无法被烦琐的杂务所浇灭。"山一程，水一程，身向榆关那畔行，夜深千帐灯。风一更，雪一更，聒碎乡心梦不成，故园无此声。"（《长相思》）这就是他在北方护驾出巡中的名句。

　　纳兰性德，字容若，号楞伽山人。满洲正黄旗人，有着清朝宗室血统，是清朝著名词人、学者。母亲爱新觉罗氏，为阿济格（清太祖努尔哈赤第十二子，皇太极之弟，清朝开国功臣）之女。曾姑母又是努尔哈赤的妃子，再加上父亲纳兰明珠历任内务府总管、吏部尚书、武英殿大学士等，权倾一时，种种复杂关系，使得他获得康熙帝的信任，被留在身边充任侍卫，并多次陪同出巡。

　　虽然生于钟鸣鼎食之家，但纳兰性德的词境凄清哀婉，多幽怨之情。这也许跟他的个人性格和文学取向有关，又或许与他的爱妻早逝、本人迟迟未能摆脱哀思有关。他的不少悼亡词写得相当情真意切。如在《与梁药亭书》中就曾写道："仆少知

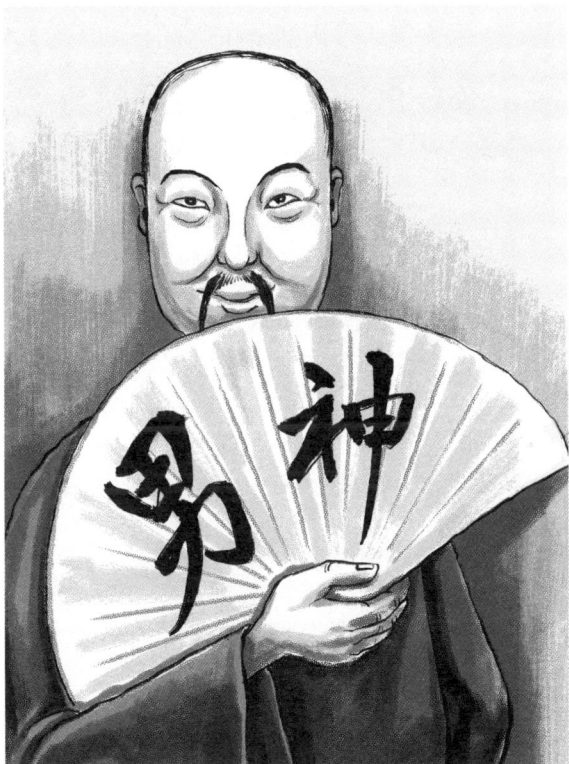

操觚，即爱花间致语。"（觚，木简。操觚意谓执笔作文。）的确，从他的某些作品中，后人大致可看到一些《花间集》的味道。20 多岁时，纳兰性德自编词集，名为《侧帽词》，收录了不少得意作品，之后委托好友顾贞观在江浙一带刊成《饮水词》。

可惜，这样一位才情丰富的文学青年，仅仅活了 30 岁！

康熙二十四年（1685）夏天，纳兰性德一病不起，很快撒手人寰，留下继妻和遗腹子，以及 300 多首感人肺腑的词作，更留下一个谜团：好端端的年轻人，怎么就溘然长逝了呢？

遮掩不了的水肿，男神的真面目

纳兰性德的身体本来就不太健壮，充任康熙帝的侍卫，并非由于他武功有多么高强，主要原因在于他的出身和皇室沾亲带故。

在清代初年，满洲武风尚能保持彪悍，八旗子弟能骑马射箭、摔跤击剑者不在少数，纳兰性德自己也会比画几下，但骑射功夫只是比一般汉人稍强而已，在他的心中，文学才是挚爱！

由于身份尊贵，纳兰性德 17 岁进太学（国子监），但他并非纨绔子弟、不学无术，而是潜心学术和文艺，结果18岁中举，19岁会试中试，这在不愁吃穿、无须拼命读书找出路的满族人当中已经非常了不起了，也能看出他的汉化程度很高，文字功底相当不错。然而，一场突如其来的寒疾使他无法参加殿试，与进士失之交臂。直到3年后（康熙十五年，1676），他才补考殿试，中了二甲第七名，终于获赐进士出身，

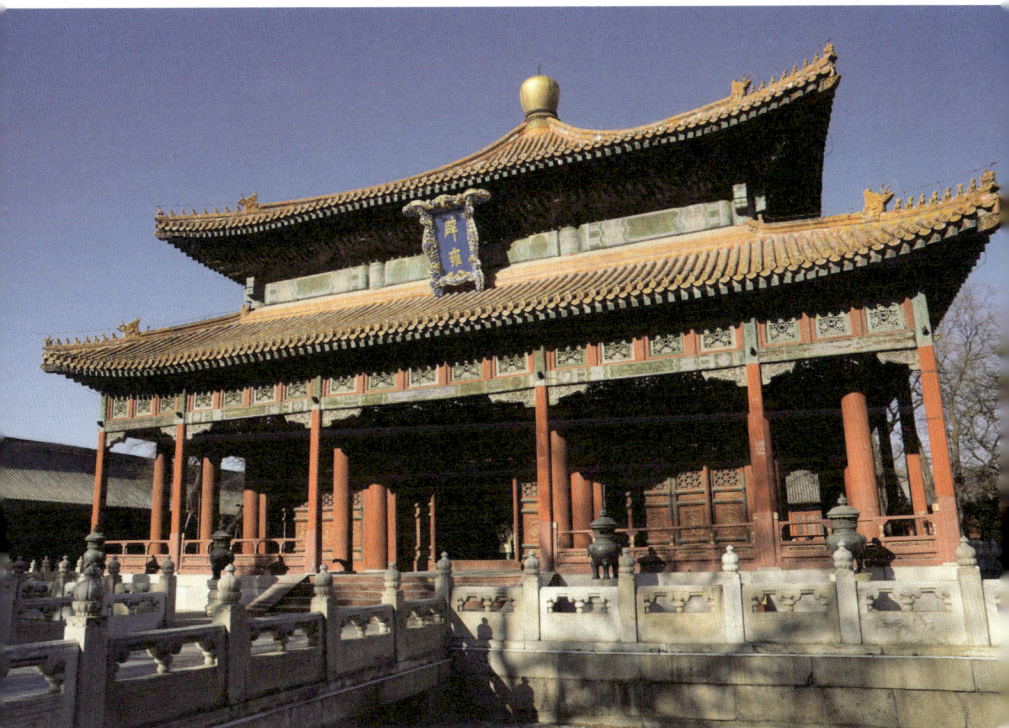

■ 北京国子监辟雍

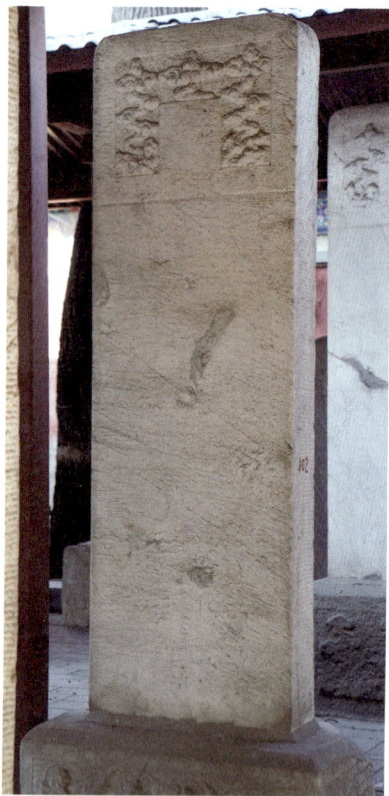

■ 康熙十五年进士碑

名正言顺地取得高"学历"。要知道，有清一代，满族人在考场上的成绩是远远无法跟汉人相提并论的。

而寒疾，其实是中国传统医学概念，大致指的是发热、头痛之类的感染疾病，多见的是感冒。关键时刻掉链子，看来纳兰性德的身子骨的确比较脆弱。

年轻早逝、缠绵多情、文采斐然，再加上有点弱不禁风，使人们总是把纳兰性德想象成柔弱俊美的男子。于是，不少影视作品顺水推舟，把后人的美好想象一再夸大，导致屏幕上的纳兰性德长得要么风流倜傥，要么气宇轩昂，要么玉树临风，反正就是英俊潇洒得无以复加——当然，按照现代人的标准，美男子的脸蛋一定要瘦瘦的，鼻子高高的，皮肤白白的。总之，绝对不能有一丝一毫发胖！

不过，真实的纳兰性德到底长什么样呢？

从传世的画像看，纳兰性德脸部略长，且有点过早向中年迈步的倾向——发胖；眼睛细长上翘，有点类似关公的丹凤眼；胡须不长不短，留成三缕，整齐地挂在嘴边。乍一看，他有一点武士的威武，却没有文士的文雅细腻，很难想象，这就是满腹诗文和儿女情长的词匠。

清代人的工笔画像，已经吸收了不少西方立体的肖像画法，应该说跟真人很接近了，何况，纳兰性德不止一幅画像传世，而这些画像的相似度都很高。笔者相信，真实的纳兰性德就是这个模样，谈不上有多么俊俏，也看不出怎样风流倜傥，总之相貌平平，如果苛刻一点，甚至觉得他的相貌跟"帅"字相距甚远，这可能会让一些影视作品的粉丝大跌眼镜、心都碎了。

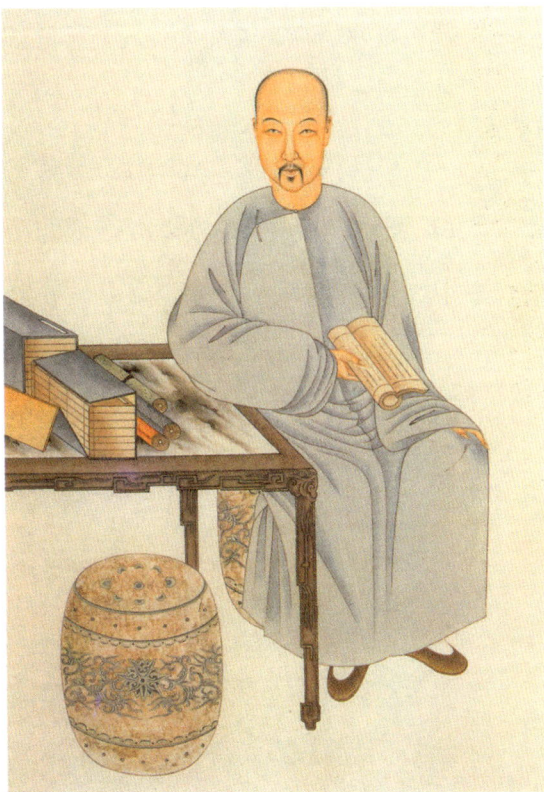

■ 纳兰性德像

没办法，"人生若只如初见"，人生终无两全其美。

笔者觉得，男人的内在气质和深藏不露的内秀，比容貌上的所谓温润如玉、英俊潇洒更加有持久的魅力！纳兰性德尽管不是美男子，但仍不妨碍我们称呼他为一代男神。

可是，纳兰性德毕竟才活了30岁而已，而画像中的主人却俨然是40多岁的中年大叔，这到底怎么了？清朝的男人是不是衰老得特别快？

用现代医学的专业眼光打量纳兰性德的肖像，尤其是脸部和眼睑，笔者怀疑，他不是普通的年岁渐增导致发福，而是经常或长期患病所致，而且不是一般感冒发烧之类的小恙！

因为这种面相，医者是不敢排除水肿的，尤其是眼睑水肿。

隔空问诊，300年后的医学推论

一看到水肿或浮肿，稍有医学常识的人都会联想到营养不良、肝病，甚至心脏病。

作为高级侍卫和高干子弟，生活条件优越的纳兰性德是不会吃不饱的，因此营养不良肯定不成立。至于肝病和心脏衰竭导致的浮肿，一般病患的身体情况比较糟糕，会出现全身浮肿，尤其是下肢的浮肿更明显，有的人还会合并腹部肿胀（腹水），这样的话，纳兰性德将无法继续留在皇帝身边。而且在当时的医疗条件下，这种慢性疾病无法自愈，传统药物也很难奏效，病情会逐渐加重，直至死亡。

不过，纳兰性德一直都在康熙帝身边工作。按照史书记载，他平时无大病，只是在 30 岁那年夏天某日约朋友喝酒后，又一次寒疾发作，7 天后去世，像是病情来得过于迅猛。从画像上看，纳兰性德也只是脸部、眼睑浮肿，看不出身上、腿上有肿大的迹象。

会不会是肾脏的毛病导致浮肿呢？

肾脏是身体排出水分和毒素的主要器官，由大量肾小球组成，肾小球就是它的基本工作单位。当肾脏患病时，水分便不能正常排出体外而滞留在体内，称为肾性水肿。水肿是肾脏疾病最常见的症状，轻者眼睑和面部水肿，重者全身水肿或并有胸腔积液、腹水。有些程度极轻的病患，甚至没有明显的浮肿，仅体重增加，或在清晨眼睑稍许肿胀。

肾性水肿原因一般分为两类：其一是肾小球滤过率下降，而肾小管对水、钠的再吸收作用尚好，从而导致水、钠滞留，称为肾炎性水肿，此种情况多见于肾炎。其二是由于肾的滤过率发生异常，导致大量白蛋白不正常流失，形成蛋白尿，而人体血浆蛋白过低则导致浮肿，这种叫肾病性水肿。后一种所造成的影响甚巨，下肢水肿和腹水常常让这些病患无法正常生活，更谈不上工作谋生了，很容易卧病在床。

至于肾炎性水肿，病患的浮肿程度相对没那么严重，而且以颜面和眼睑为主，早上起床特别容易出现症状，身体其他部位可能没那么明显。由此，笔者联想到名为急性肾小球肾炎的疾病。

急性肾小球肾炎病患常有血尿、蛋白尿、水肿和高血压（由于过多液体蓄积而不能顺利排出体外），常见于链球菌感染后，其他细菌、病毒及寄生虫感染亦可引起。有些学者认为，这种疾病是由于人体的免疫反应过度剧烈，导致细菌这类抗原和刺激产生的抗体过多沉积在肾小球滤过膜，阻碍了液体的正常排出而发生的。纳兰性德生前屡屡饱受寒疾入侵，有可能就是这些免疫复合物过量堆积导致肾脏损伤。

纳兰性德会不会是一而再，再而三地患上急性肾小球肾炎？

大多数急性肾小球肾炎属于自限性疾病，也就是说可以自动痊愈，并不需要特殊治疗。当然，如果不幸合并严重高血压以及肾脏衰竭，这就必须严阵以待了。据调查，有6%～18%的病患伴随尿液异常或高血压，并转为慢性，他们的预后比较差，最坏的情况就是肾脏功能衰竭。

这种现代数据能否套到古代人身上呢？不得而知，毕竟古代的状况只会比现代更糟糕。纳兰性德如果真的患病，他最有可能是服用中药治疗，而中药成分复杂，不少原料还有损害肝、肾功能的副作用，这在古代是无法知晓的（古人并没有抽血化验的手段和现代医学常识），当病情越治越复杂时，很多时候就只能听天由命了。

病魔强攻7日，竟传出了阴谋论

相传，1685年夏天，30岁的纳兰性德与友人举行了一次文酒诗会，以合欢花为题写词唱和。岂料第二天，纳兰性德就染上寒疾，一病不起，7日后逝世。

7天而亡，时间过于仓促，会不会是他杀？有人说是康熙帝妒忌纳兰性德的才学，故意把他害死，真的可能吗？

皇帝妒忌臣下的才华并祭出撒手锏的，历史上似乎案例不少，不过很大一部分都是捕风捉影，或是后人刻意丑化。

最著名的莫过于隋炀帝妒杀薛道衡一事。当初，隋炀帝也号称文采斐然，他的"寒鸦飞数点，流水绕孤村"是一时名句，颇让他飘飘然。不料有个叫薛道衡的大臣写了一首《昔昔盐》，其中"暗牖悬蛛网，空梁落燕泥"，让当时许多文人激赏不已，风头在文化界直接盖过了隋炀帝。据说，隋炀帝顿时妒火中烧，逼其自尽，并问薛道衡："你还能作'空梁落燕泥'这样的句子吗？"

这样的故事真伪本就令人存疑，而此处移花接木到康熙帝身上就更是冤枉。

在《清史稿》中，纳兰性德是有传的，但编者没有写下太多关于他的文学纵横，却花了不少文字描述了康熙帝对他的青睐和惋惜，尤其是纳兰性德生命的最后一段日子："俄疾作，上（康熙帝）将出塞避暑，遣中官将御医视疾，命以疾增减告。遽卒，年止三十一。尝奉使塞外有所宣抚，卒后，受抚诸部款塞。上自行在遣中官祭告，其眷睐如是。"

又遣派御医看病，又不断关心病情，还特意安抚，甚至委派专人祭祀，可见康熙帝对纳兰性德非常不薄！会不会是烈性传染病袭击呢？比如天花？

从当时的记载看，纳兰性德生病的时间内并未出现大规模瘟疫流行。如果有，这些人怕也不敢贸然聚会，或者会详细记录纳兰性德患有痘疹，毕竟当时的人对天花非常敏感，也早已不陌生。然而，即使是天花这样的传染病，一周之内致死也显得过于迅猛。以顺治帝、同治帝因天花去世为例，他们的病情也不止一周。况且，天花之类的传染病好发在冬、春季节，夏、秋季节反而相对缓和。

纳兰性德是在夏天去世的。寒疾，前文说过，指的是发热、畏寒和头痛之类的疾病，以感染——尤其是呼吸道感染——为多见。这说明纳兰性德去世前存在感染的可能。

身为有过急性肾炎病史的病患，纳兰性德可能发作过不止一次，因为他屡屡被画成浮肿的样子。根据现代医学判断，他的病理分型可能比较复杂，预后欠佳，多次发作，很有可能引起血压升高，肾功能逐步受损。既遭遇急性感染，再加上酒精刺激，肝脏可能随之受到伤害，肾功能在短时间内急剧下降，血压也会明显升高，加重病患的病情，甚至会诱发多器官功能衰竭，在当时的医疗条件下，这是致命的。

纳兰性德学富五车的才学和高贵的身份让很多人艳羡，然而，纳兰性德自己却很少活在快乐之中。一方面是因为爱妻卢氏早逝，他迟迟未能走出哀伤的旋涡，仍不时写作悼亡词抒发幽怨；另一方面，纳兰性德向往自由自在的生活，而扈从帝王的日子漂浮不定，让他从心底里感到疲倦乃至厌恶。

山一程，水一程，身向榆关那畔行，夜深千帐灯。

风一更，雪一更，聒碎乡心梦不成，故园无此声。

分明是对苍白的现实生活的哀叹，他只能用诗词打发无聊空虚的日子，也可以说是郁郁而终。

笔者在北京旅游期间去过国子监参观，这里当年曾留下纳兰性德勤奋攻读的身影，如今的参天古树，大概也曾见过那位不太健壮的八旗少年在树下埋头苦读或是吟诗作对吧？一墙之隔，便是孔庙，那些进士石碑上也可找到纳兰性德的姓名和籍贯，今人甚至在一侧专立说明牌，介绍这位一代男神的生平。可见，纳兰性德的魅力穿越了 300 年的时空，依旧用那些清丽通俗而又饱含深情的诗词，打动着芸芸众生。他，仿佛从未远离人世。

传说，纳兰性德逝世之日就是爱妻卢氏的忌日，这是天意的巧合，还是后人善意的附会？

来张证件照——看明代官员的眼皮子

罗应斗，生卒年不详，明代中后期宁波人，万历丙戌年进士，官至大名府知府。

笔者曾在南京博物院中徜徉，走到古画展区时，忽然被一列古代人物画像吸引住了。这是 12 位明朝人的画像，均有名有姓。

不过，除了儒生装束的文学家、画家徐渭（唯一的平民）之外，另外的人物似乎都默默无闻，只知道他们 11 位都是明代后期（万历朝至天启朝）江浙地区的基层官员。画中，他们一律头戴幞头形制的乌纱帽，身穿红色盘领窄袖大袍，正面望着参观者，神态平和，有几位似乎略带微笑。画作明显带有西方当时流行的绘画技巧，应该是文艺复兴之后，西方写实绘画技术传入中国，与中国传统绘画中西合璧、对接无痕的成果。画作里的主角生活在同一时期，是由一名或几名技术相似的民间画家所描绘，由于士大夫群体依然钟情于传统水墨中国画的表达方式，对西方这类写实画嗤之以鼻，那

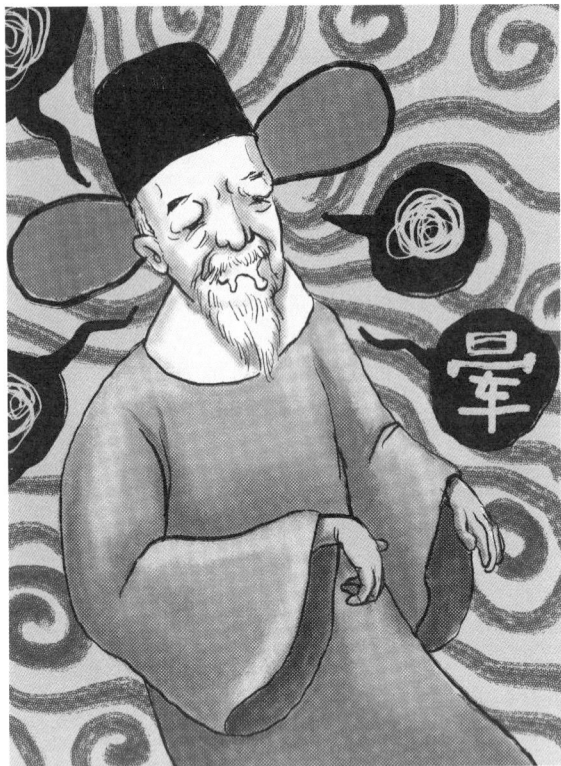

些民间通俗画家很难留下姓名,《明人十二肖像册》的创作者因此消失在历史中。

肖像画仅显示胸部以上的部分,俨然就是11位官员的证件照。他们官阶大致接近,但年龄层似乎跨度很大。从胡须和皱纹上看,有的像是40出头;有的估计已年逾花甲;有的应该还算正值壮年,仕途上大有可为;有的明显已经垂垂老矣,即将致仕(退休),甚至看起来健康状态堪忧了。

其中一幅老人的肖像最吸引笔者注意。这是一名老官员,衣冠穿戴整齐,力求摆出正襟危坐的模样,胡须已经皓白,皱纹密布,老人斑的无情存在,再加上眼袋严重松弛,明显是在告诉我们,在古代,他的仕途乃至生命都行将结束了。

更令人惊讶的是，老人的右眼皮下垂着，提不起来，像是患着某种疾病。

他走过怎样的人生道路？他是怎样一步步走上这个位置的？他的晚年经历过什么？他的最终结局又是如何？他是不是得了病？

流传四百年的陌生人是谁

这11位明代官员虽不是名闻遐迩但也并非不见经传，笔者眼前这位老态龙钟的先生，名叫罗应斗。

查阅史书发现，罗应斗，万历十四年（1586）丙戌科二甲进士，授工部主事，官至知府。具体生卒年不详。他有什么专长、特殊经历和政绩，这些都已经湮没于史海中了。

明代沈德符撰写的《万历野获编》补充了他的一点事迹："又有丙戌进士，浙人罗应斗者，素强壮无疾，但每坐堂皇，辄眩晕欲死。初起部郎升郡守。谢事归。后再起。病如前。甫抵任即去。此盖福薄使然。"

从这些零星历史记载看来，这位老先生患有眩晕症，尤其是在处理公务的时候，不时发作，苦不堪言，根本无心做事。

辞职休养一段时间后，罗先生再度为官，无奈眩晕又发，难以继续胜任工作，不得不离职而去。同时代的人认为他实在太没福气了，那么辛苦从科举考场中一步步走来，直至脱颖而出，进入国家的官僚体系，好不容易担任起管理者角色，哪怕没机会名垂青史，也能保证衣食无忧，不料由于健康原因数次挂冠而去，实在太可惜了！

毕竟，健康比钱财、权力和名望都重要得多啊！

回头来看，知府罗应斗右侧眼皮下垂会是什么病导致？和眩晕有关系吗？

区区眼皮，下垂就出大事

眼皮下垂，常见于重症肌无力。单侧眼睑下垂就是重症肌无力的典型表现。今日在电子显微镜下分析，病理学家发现这是因为神经－肌肉细胞接触处乙酰胆碱受体减少，出现活动指令传递障碍，导致肌肉活动不灵。这类疾病的病程呈慢性迁延性，时而缓解时而恶化，很难根治。主要发病特征就是局部或全身横纹肌在活动的时候容易疲劳无力，经过休息后虽可以得到缓解，但加剧活动后，该肌肉会加速疲劳，也可能会波及气管、心肌与平滑肌，表现出相应的内脏症状。

据研究，以眼睑下垂为首发症状者高达 73%，这可见于任何年龄。早期症状表现多为一侧眼睑下垂，晚期就是双眼睑下垂，还有不少病患一侧的眼皮瞪上去时，另一侧的眼皮又垂了下来，即出现左右眼睑交替下垂现象。早上起床时，症状还不明显，越到下午和黄昏，症状就越明显，此种现象称为"晨轻暮重"。知府罗应斗在接受画家描绘时，也许正好在中午或下午，无法掩饰，于是被忠实记录下来，留下一份典型的古代病患病容。

此外，有些病患表现为全身无力。从外表看，他们似乎一切正常，但是常常觉得浑身乏力，抬不起肩膀，也提不起手，蹲下去就站不起来，甚至连洗脸和梳头的简单动作都要别人来帮忙。

特别严重的病患，由于支配呼吸和吞咽的神经肌肉受到影响，有可能在饮食时误入气管，发生呛咳，非常痛苦；或是出现呼吸困难，甚至窒息而死。

不过，重症肌无力的病患较少直接合并头晕、晕厥或眩晕等毛病，从这一点看，罗应斗是否真患了重症肌无力，值得商榷。

其实，重症肌无力是肌源性上睑下垂的常见病因，临床上还有一类神经源性上睑下垂则是神经支配缺损所导致。

　　大脑内有多对神经，若是第三脑神经受损导致动眼神经麻痹，也会引起一侧眼睑下垂。炎症、感染、中风、外伤都可能导致脑神经受损。常受损的是第三、第四、第五、第六、第七对脑神经，可引起相应的神经麻痹症状，如视力下降、视物成双、眼睑下垂、面部麻木、口眼㖞斜、口角流涎、听力下降、吞咽困难、饮水呛咳、发音异常等。

　　罗应斗经常眩晕发作，也许正好跟颅内病变（中枢性眩晕）有关。眩晕，以头晕、眼花、空间定位出现障碍为主要临床表现，其轻者闭目可止，重者如坐车船、旋转不定、不能站立，或伴有恶心、呕吐、冒汗、面色苍白等症状。

　　若是前庭神经核、脑干、小脑和大脑颞叶病变引起的眩晕，程度相对较轻，但持续时间长，会出现旋转性或向一侧运动感，闭目后可减轻。这类病患如果同时合并脑神经受损，导致眼睑下垂，也在情理之中。

　　由此可见，年迈的知府罗应斗很有可能脑内存在病变（从年龄上看，中风的可能性最大），才导致反复眩晕和一侧眼睑下垂。这种情况，在古代是无法根治的，也直接妨碍了他的行政工作，再加上年老，精力和体力大为不济，退出官场是理智的选择。

病魔缠身就是不让人当官

我们无从知道罗应斗一生的具体情况，但结合明代历史以及那些简介，他人生的大致轮廓还是隐约可见的。

在隆庆年间或万历初年，浙江人罗应斗便和大多数学子一样，开始了漫长的科举赛跑，目标只有一个——当官！

明代科举考试的形式主要还是沿用唐代、宋代的方式，只不过考试的范围有一定局限性：官方专取《论语》《孟子》《大学》《中庸》四书及《诗》《书》《礼》《易》《春秋》五经命题取士。莘莘学子只要学好这几门课后，就可以参加考试了。

不过，此时答题的方式有了严格的限制，特别强调语句排偶，这种类型的文章就是大名鼎鼎的八股文。许多考生为了追求排偶效果，放弃了文章的内容，导致试卷废话连篇，重形式而少实际意义。明代兴起的八股文风气也为后来清代的人才选拔开了很坏的头，导致八股文在今天成了贬义词。罗应斗大概很早就学会调节这一切了。

由于在当地学习成绩优秀，罗应斗参加童生考试，经过县试、府试、院试，他拥有了一个正式读书人的身份——秀才。

在考中秀才之后，罗应斗参加三年一次的秋闱（又称乡试），这相当于省级的大型考试，通过的人才可以参加更进一步的会试。很多人一辈子只到达秀才阶段，便再无晋升的能力、机会和运气了；也有很多人光是乡试就考了很多次，屡败屡战，屡战屡败，直到须发皆白。罗应斗一路过五关斩六将，考了两三次才晋级。

会试是在乡试后的次年举行，同样也是三年一次，考试时间是在二月，因此也被称为春闱。考试采用三天考一场，连考三场的方式进行。通过考试的举人，被称为贡士。

江浙地区有重学传统，士子文人尤其多，学风居全国之冠，罗应斗在这一带成长，得天独厚。又经过许多年学业上的磨砺，终于，万历十四年（1586），罗应斗有幸参加了殿试。殿试是皇帝亲自主持的考试活动，考试的内容不光是学问，还要综合其他方面，甚至连贡士的相貌也是能否考中的重要参考标准。那时的罗应斗年纪并不大，相貌还算堂堂，他言谈得体，神态自若，信心十足，回答令考官频频点头。

■ 明代仇英所绘《观榜图》（局部）

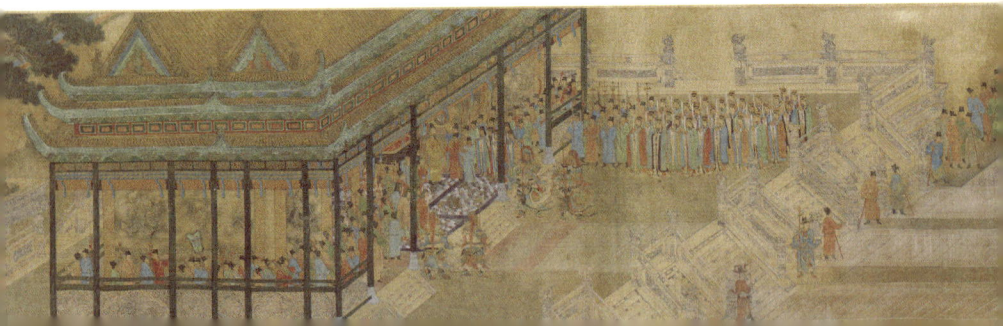

　　果然，他顺利通过了殿试，成为进士，而且取得了前二甲的名次（考试只录取前三甲的考生）。可见罗应斗不但学习能力出众，且韧性十足、锲而不舍，综合条件应该也很不错。那一刻，他觉得自己总算光宗耀祖，可以像唐人孟郊那样"春风得意马蹄疾，一日看尽长安花"了。

　　一甲的前三名就是家喻户晓的状元、榜眼、探花，罗应斗还没有这样的福气。大部分进士会按照考试成绩的名次，从庶吉士（国家级干部的候补人员）开始，依次委派，一直到被分配到地方基层任职（如知县）。

　　经过官场上长期的摸爬滚打，罗应斗明白书本里的知识仅仅是自己进入这个系统的敲门砖，很多东西只有在官场上才能学到，而且要从头学起。因此，他谨小慎微、如履薄冰地过日子，而且尽最大的努力成为廉洁而有口碑的好官员（历史编写者对他的评价不差，否则不会对他离职后发出惋惜感慨）。又经过许多年之后，他官至知府，成为从四品的官员（中高级官僚），

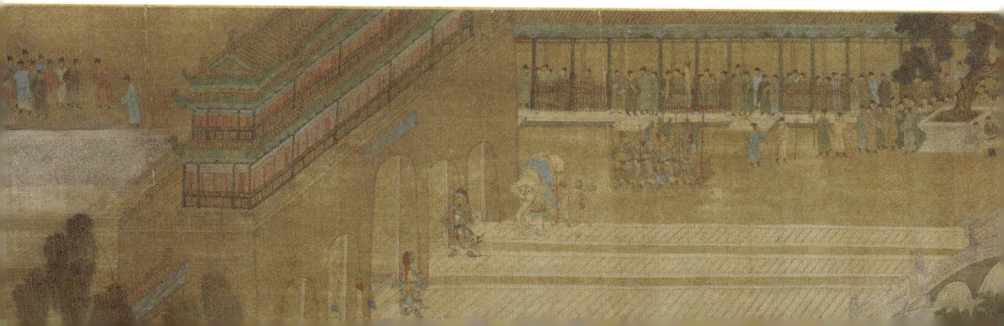

相当于现在中国地级市的一把手职务。此时，他很可能已接近花甲之年，精力日衰。人生最有奋斗精神和魄力的时候，时间往往就浪费在无尽的、拖沓的人事，以及烦琐无聊的公务流程上。

几年后，罗应斗垂垂老矣，体弱多病，连普通工作都难以承担了。红尘，或许早已看破，离开官场，未尝不是明智的选择，这么多年的经历，为官的正反两面，罗应斗应该心知肚明，当年书本上的圣贤之道，也许只是遥不可及的丰满理想，现实是残酷的。

大明王朝的颓势日渐明显，好像一艘千疮百孔的破船，正驶向不知目的地的远方。作为帝国航船上的一颗钉子，罗应斗有心无力。体制的问题？个人的问题？皇帝的问题？治国方略的问题？天意所致的问题？他无法回答。朝廷的派系斗争波及地方，更是让他心惊肉跳。只有明哲保身、离开是非之地，才是善终的唯一方式。

肉体上的病痛或许次要，折磨他的是精神上的苦痛。

挂冠而去的那一刻，罗应斗的病情想必会有所好转。他回乡安度晚年，从此消失在明朝的历史中。

似与不似之间——大头僧人，你病了吗？

《泼墨仙人图》，南宋梁楷所画。图中仙人眉、眼、鼻、嘴挤成一堆，额头却很宽大，占去脸部三分之二的面积。形貌虽异于常人，但可能是有所根据。梁楷人称"梁疯子"，开创水墨写意画法的新局面，《泼墨仙人图》即为其代表作。

梁疯子的传世杰作

去过台北故宫博物院参观的朋友，可能见过一幅名为《泼墨仙人图》的传世画作，这幅名画创作于南宋时期，距今已有数百年历史了。

画的作者是谁？

对中国绘画史有所了解的朋友想必对梁楷之名并不陌生。

梁楷，南宋画家，书院派大家，祖籍东平（今属山东省），居钱塘（今浙江省杭州市）。师从贾师古。嘉泰（1201～1204，宋宁宗的第二个年号）年间为画院待诏，其创作的《放牛归马图》被当朝皇帝宋宁宗赵扩大加赞赏，并赐佩金带。这等殊荣足以让其他画家眼红不已，然而，相传梁楷拒绝接受御赐金带，而是将它挂在皇家画院的柱上，飘然去朝，其对功名利禄视若粪土，可见一斑。

梁楷思路十分敏捷，画作风格飘逸，画路宽阔，人物、花鸟、山水、舟车、释道、鬼神，无一不能，"院人见其精妙之笔，无不敬伏"。

画家的画风往往与其性格有着契合之处，梁楷也是如此，他后期越发显得桀骜不驯、豪放不羁，"敝屣尊荣，一杯在手，笑傲王侯"。为人不拘小节，自得其乐，且任性高傲，在艺术上有自己的见解，不肯随波逐流，人赠"梁疯子"称号。

美术史家认为，梁楷有两种几乎截然不同的风格：一种是细笔，取法吴道子、李公麟，衣褶用尖笔创作，细长撇捺，转折劲利，称"折芦描"；另一种是减笔，继承五代石恪，寥寥数笔横扫，墨色淋漓洒脱。梁楷在南宋绘画领域开辟了新天地，开创了人物水墨画之先河，也使写意绘画方式与禅宗绘画题材得到了绝佳结合。

在梁楷的人物画中，《泼墨仙人图》是无可争议的代表作。他栩栩如生地刻画了酣饮之后步伐蹒跚的僧人形象：隆起的前额和略带坚毅的下颌，依稀可辨的眉眼口鼻巧妙挤在头部下方狭小的部位，显得古怪而滑稽；淡淡的络腮胡子格外生动，稀疏缭乱的头发长得也与众不同，颇有神仙之趣。清代乾隆帝在题款中写道：

地行不识名和姓，

大似高阳一酒徒。

应是瑶台仙宴罢，

淋漓襟袖尚模糊。

这首题诗虽未必非常高妙，但符合画意。有人说，从梁楷的笔触可以推知他是乘兴瞬间激昂舞笔，一气呵成，用腕的灵活颇类书法家作草书时的情状，透着一股奇崛之气。

又有人把梁楷的特技称为墨戏，特点在于用十分粗犷的笔法与浓淡有别的墨色，以寥寥几笔表现出人物衣服的褶皱、层次，

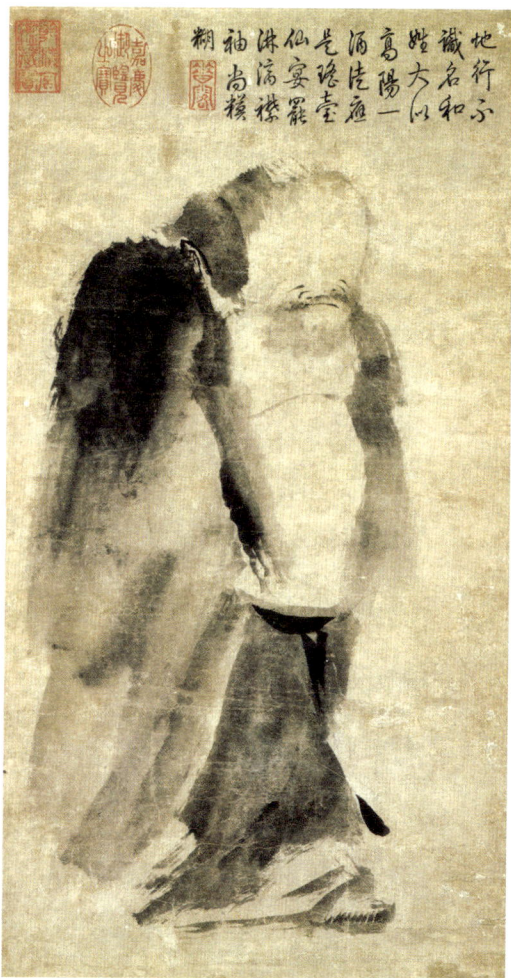

■ 宋代梁楷所绘《泼墨仙人图》（局部）

十分传神，据说与近代西洋画中的抽象画，甚至现代漫画颇为相似。

梁楷喜好饮酒，酒后作画则更为传神。其友释居简说：梁楷惜墨如惜金，醉来亦复成漓淋。梁楷自身的豪放态度激发其勾勒了这些画作中的人物，也造就了其"墨戏"之神韵。

真有人长成这样吗

早在唐代，随着经济、文化的发展，宗教——尤其是佛教——很是盛行，因而宗教画在人物画之中大行其道。唐代的人物画健硕丰腴，畜兽画富丽精工，山水画则金碧辉煌；而到了宋代，宗教画显出素雅之风，更加接近百姓生活。梁楷的许多作品都带有一定程度的宗教意味。然而，与当时流行的宗教画风格不同的是，梁楷的作品由于用墨戏来表达，因而呈现出了浓厚的风俗画特点，颇有人间气息和世俗气味，独树一帜。

《泼墨仙人图》就是一幅宗教画，然而梁楷用墨色较重的手笔描绘出仙僧的宽肩厚背，用较浅的大片墨色涂抹出仙人的飘逸衣饰，却又显得层次十分鲜明。而对于仙人面目的刻画，梁楷用简单而不乏精致的笔触，细腻勾勒出其眼神、表情。整幅画作显得飘逸而灵动，风趣而又极平易近人，与当时传统宗教画的华丽、纤美、繁复之风有着极大差别，因而给人耳目一新的感觉。

有前人这样评论梁楷：

> 画法始从梁楷变，观图犹喜墨如新。
> 古来人物为高品，满眼烟云笔底春。

大家风范、气势磅礴的力量，跃然纸上。

仔细看这幅画：仙僧的造型不仅是吸引鉴赏者注意力的中心，也是气韵生动的缘起。刻意夸张的硕大头额占据了极高的身体比例，甚至压迫了大部分面孔，五官统统挤在一起，缩成一小团，扁鼻撇嘴，垂眉细眼，既显得醉态可掬，却又诙谐滑稽，神情十分逗趣。他袒胸露怀，宽衣大肚，一副步履蹒跚、醉意朦胧的样子，嘴角正露出一丝神秘的微笑，一双小眼半睁半闭、似讥似讽，仿佛看透了世间一切。他耸肩缩颈，衣袂飘飘，脚步虽踉跄却充满自信，流露出一副有恃无恐、蔑视一切的样子，这正是形与神的完美结合。

也许，梁楷所画的仙人正是他自己的精神写照。

齐白石先生曾对绘画有这样的评价：好的作品，妙在似与不似之间。

对大多数人来说，这幅作品最让人过目不忘的，是大头僧人那滑稽而奇异的五官。那么，世间真有长成泼墨仙人这样五官被挤压在一起的人吗？

早逝的小学女同学

梁楷的画作，和大多数中国古画一样，都是重视写意的作品，写实程度不是画家的第一追求。不过，既然艺术源于生活，那它在插上画家想象的翅膀之前，必然有一番生活的真实提炼或提示。

或许，梁楷正是见过类似样貌的人，从而触发了灵感，拿起画笔一挥而就。

遗憾的是，这些生活中存在的原型，却并非什么仙人，他们几乎一生下来就被视为异类，而且很多都难以健康成长，甚至早夭。因为，头大而五官相对缩小的容貌特征，经常出现在脑积水病患身上。

脑里面会有水吗？有的，正确来说，那是脑脊液。

脑脊液是充满于脑室系统、脊髓中央管和蛛网膜下隙内的无色透明液体，属无功能细胞外液，内含无机离子、葡萄糖和少量蛋白质，细胞很少，主要为单核细胞和淋巴细胞，其功能相当于外周组织中的淋巴，对中枢神经系统有缓冲、保护、滋养、运输代谢产物以及维持正常颅内压的作用。成年人的脑脊液总量约 150 毫升，产生的速率为每分钟 0.3 毫升，日分泌量 400 ~ 500 毫升，处于不断产生、循环和回流的平衡状态。

脑脊液循环渠道受阻，会导致脑脊液排泄不畅、过度聚集，便出现脑积水。病因有先天畸形、后天感染（如化脓性脑膜炎、结核性脑膜炎、脑室炎）、颅脑外伤或出血、颅内肿瘤等。

头围增大是婴幼儿脑积水的重要表现。此时由于颅骨的骨缝没有闭合，若脑脊液生成过多或产生循环吸收障碍，婴儿出生后数周到数月内头颅会急剧增大，前囟也随之扩大和膨隆。头颅与躯干的生长比例失调，如头颅过大、过重而垂落在胸前，头颅与脸面不相称，显得头大面小、前额凸出、下颌尖细；若是颅骨较薄，同时还会伴有浅静脉怒张，头皮出现光泽的情形。婴儿期颅内压力增高的主要表现是呕吐。由于婴儿尚不会说话，他们常以抓头、摇头、哭叫等表示头部的不适和疼痛，病情加重时可能出现嗜睡或昏睡症状。成年人也会出现脑积水，但由于颅骨骨缝已经闭合，而且颅骨生长发育定型了，因此，液体聚集再多也不会让颅骨扩展、使头部增大，却会造成对颅内神经和大脑的压迫，因此便出现头痛欲裂、神经系统功能受损的症状。

有些慢性脑积水的婴幼儿能活到上学的年龄，但如果病根不除，病情还是会逐渐加重。这些病患以慢性颅内压增高为主要临床特征，可能出现双侧颞部或全颅疼痛，以及恶心、呕吐等，视神经乳头水肿或视神经萎缩，从而导致视力衰退，智力发育甚至会出现障碍，运动能力也会受到不良影响。

从神经外科的角度看，通过手术消除脑脊液循环受阻的因素，才是根治脑积水的办法，不过由于种种原因，并非所有人都有机会接受治疗。

笔者有一位小学同学就是慢性脑积水病患，现在回忆起来，她脑袋与五官的比例就不太正常。不过小学三年级之前，她的学习与生活似乎没有受到太大影响，有些科目的考试成绩还不错。那时候她坐在我后面，我们关系融洽，有时还一起玩游戏。但是，从四年级开始，她的学习成绩明显跟不上了，当时我们都以为她只是智力不太发达而已，但在其他女孩子纷纷明显长高的时候，她却原地踏步。那时候，还没有同学意识到她其实是慢性病患者。

小学五年级的某一天，我忽然发现她没来上学。初始时，我们都认为只是一般的病假罢了。可是,她却一直没有再出现,消失了很长时间。大伙都觉得她可能是学习跟不上,辍学了,她的座位从此空空如也,连书本都被收拾走了。直到有一天,我看到她的桌椅上摆着焚烧的香烛,才明白发生了什么事。一种不安的恐惧开始在同学中蔓延,可我们都不敢公开议论,也不敢问老师。几位和她相熟的女同学围着她的座位,哭泣抽噎……

很多年后,我依然怀念这位早逝的陈姓同学。她不漂亮,却很善良;她没有拔尖的智力,做事却实实在在。她是我的同窗中第一个离开人间的,也许,她在另一个世界,在天国,真的成仙了。

愿她永远没有忧伤,没有痛苦。

診 室

2

任何时代都需要
减重门诊 →

英年早逝——是好皇帝却是胖天子

明宣宗朱瞻基，1399～1435，明仁宗朱高炽嫡长子，
明朝第五位皇帝，年号"宣德"。在位期间，承继其父，
创造了"仁宣之治"。

被诅咒的短命皇族

中国历史上追求长生不老的帝王很多，但福轻命薄的更多，更不乏暴病而亡者。不过，在明代的一系列帝王中，笔者发现了一条很奇怪的规律。

除去下落不明的明惠宗朱允炆、上吊自杀的明思宗朱由检，整个大明王朝最长寿的只有活到古稀的开国皇帝明太祖朱元璋和年逾花甲的明成祖朱棣，其他人都活不过 60 岁。寿命算长一点的，是年近 60 而亡的明世宗朱厚熜、明神宗朱翊钧祖孙，其次是 47 岁去世的著名胖子——明仁宗朱高炽（朱棣长子），剩下的基本上都在 40 岁前病故。

更奇怪的是，自从在位 10 个月就溘然长逝的明仁宗去世之后，后续的短命皇帝就出了好多代！整个皇族像是中了恶魔

的诅咒似的：明仁宗长子明宣宗朱瞻基，享年 37 岁。明宣宗长子明英宗朱祁镇，享年居然也是 37 岁！明宣宗次子明代宗朱祁钰，只活了 29 岁，当然，他的死因比较隐晦，正史记载是病故，但也有传闻认为是明英宗复辟后下的毒手。明英宗长子明宪宗朱见深，差 3 个月便满 40 周岁，却撒手人寰。之后是明孝宗朱佑樘，35 岁。接着是明武宗朱厚照，30 岁还不到。之后，由于明武宗无子，这一皇脉就断了，继位的是明武宗的堂弟——明世宗朱厚熜。

明代帝王的画像向来广为流传，虽然美化的地方太多，说不上完全可信，但基本轮廓应该是对的。且古人对肥胖并不很介意，因此，很多帝王画像都能照搬脸上和满身的肥肉。

我们来看看明

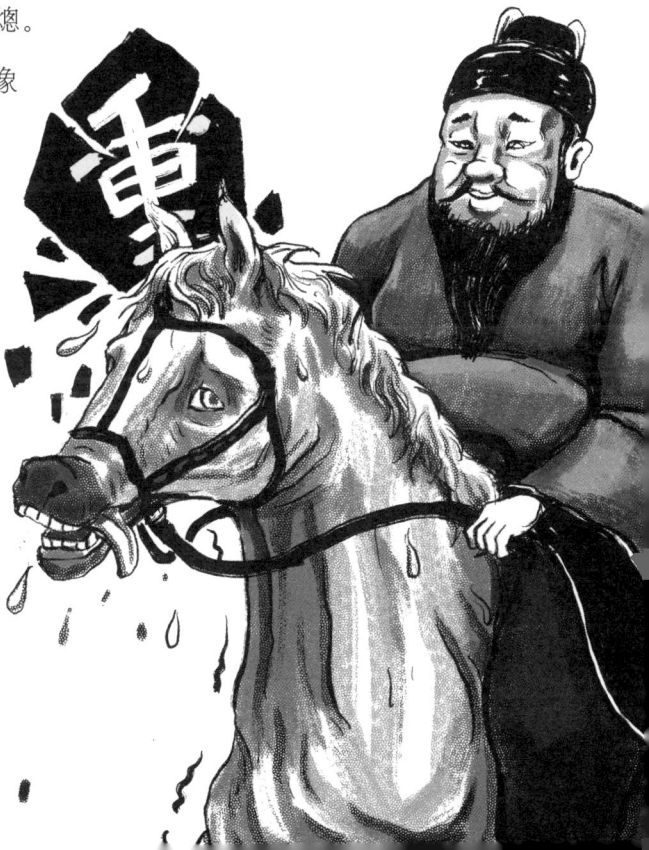

宣宗朱瞻基的肖像，他的胡子非常浓密、漂亮，威风凛凛，有爷爷明成祖朱棣的君王风范。可是，他的双脸颊赘肉横生，略显臃肿；另外一些传世画像虽把整个身躯都画上了，也看得出此人是不折不扣的胖大汉。他享年才37岁，如果活到四五十岁，难以想象会胖到什么程度！

据记载，明宣宗的父亲明仁宗肥胖得需要两位宦官搀扶才能走路，这种可怕的程度，不用看画像都能想象。明宣宗的儿子明英宗、孙子明宪宗，虽然历史记载没有提及肥胖，但从传世画像看，脸庞丰满，身材也是偏胖，即使不算患有肥胖症，

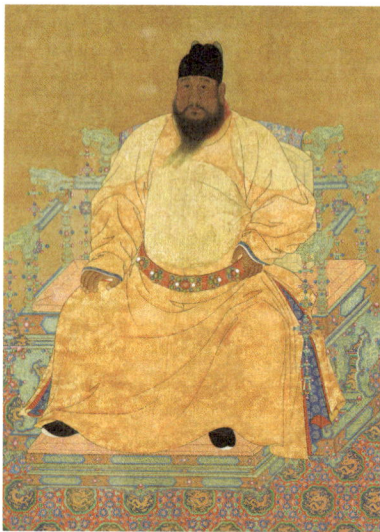
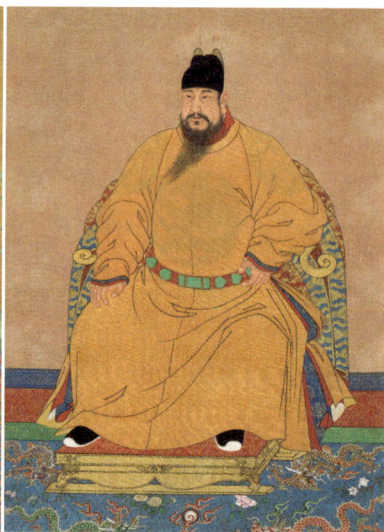

■ 明宣宗坐像　　　　　　　■ 明仁宗坐像

也体重超标。在笔者先前著作中，已经论述过明仁宗死于心脑血管疾病、代谢症候群等的可能性，也怀疑过明英宗死于胰腺癌、明宪宗死于"情志之伤"，而明宣宗呢？他会由于什么疾病而一病不起呢？这疾病跟肥胖有关系吗？

父母胖，孩子也胖

明宣宗朱瞻基是明代少数有作为的皇帝之一，幼年就深受祖父朱棣与父亲朱高炽的喜爱和赏识，从而被重点培养。继位伊始，他就平定了叔叔——汉王朱高煦的反叛。次年，他听从阁臣杨士奇、杨荣等建议，停止用兵交趾（今越南北部），减少军费开支。他还重视整顿吏治和财政，继续实行明仁宗缓和社会矛盾的措施，文治武功颇有一番建树。在位期间，文武百官人才济济，明代的经济得到空前发展。明宣宗与其父亲的统治加在一起虽只有短短 11 年，但却被史学家称为"功绩堪比文景"，史称"仁宣之治"。明宣宗也是杰出的书画家，史称"点墨写生，遂与宣和（宋徽宗）争胜"，工于绘事，山水、人物、走兽、花鸟、草虫均佳；书法则"能于圆熟之外见遒劲"。

不过，明宣宗更酷爱游乐，明代的传世画作中就有他参与打球（明代捶丸运动是明宣宗的嗜好，类似高尔夫球运动）、骑马、射猎、投壶等活动的繁忙身影。最著名者莫过于他有着"促织天子"之名，即爱玩斗蟋蟀。为了迎合皇帝这一特殊爱好，官吏层层索取，劳民伤财，有的人因此倾家荡产，闹得民怨沸腾，这不得不说是这位帝王的历史污点。

在那些游乐图之中，明宣宗发福的身子总是那么抢眼，这是否是父亲的肥胖基因在作怪呢？

现实生活中，我们常会看到一种普遍现象——父母双亲长得肥胖，家里小孩十之八九也会是胖子。这就是遗传性肥胖症，主要指遗传物质带有肥胖倾向，从而导致家族性肥胖的发生。

曾有调查研究发现，如果父母体重正常，其子女肥胖的概率只有 10%；如果父母之一肥胖，其子女肥胖的概率约为 50%；如果父母均为肥胖，其子女肥胖的概率超 70%！

仔细分析 DNA 的组成，有人提出了节约基因的理论。该理论认为，在远古时代，人类的祖先因为食物匮乏，经常有一顿没一顿，也没有掌握储存食物的方法，所以当获得食物的时候，就会像狮子、老虎和狼一样，放开肚皮、大快朵颐，尽量把食物填塞到肚子里。而身体为了不浪费这些源于食物的能量，会将超过身体需要的部分能量，通过节约基因转化为脂肪储存在身体内充当备用能源物质，以便在没有食物的时候，利用储存的能量多支撑一段时间，渡过难关。人类就是这样经过了几十万到数百万年的演化，才练就这个本领。

但是随着人类文明露出曙光之后，食物丰富、营养过剩就会成为一些特权阶级的必然产物。他们不需要辛苦奔波，更无须为衣食操心，甚至更多是过着饭来张口、衣来伸手的生活，运动量普遍减少。这时候节约基因便完全是在帮倒忙，因为它们还在不停为这些人转化出多余的脂肪，慢慢地就造成了肥胖症。

还有一种理论认为，人类本来就存在称作瘦素的蛋白质。这是一种激素，能抑制食欲，并促进能量消耗、脂肪合成，但某个基因出现突变后，导致瘦素合成减少或敏感性降低。于是，身体里的脂肪和能量便肆无忌惮地积累起来，而食欲也不知节制地增加，由此造成恶性循环，引起异常肥胖。

遗传物质都是可以通过父母直接传给后代的，而明宣宗，不管是体形还是习惯，和父亲都有不少相似之处。

《朝鲜王朝实录》曾记载：洪熙皇帝（明仁宗）及今皇帝（明宣宗），皆好戏事。又说：洪熙沉于酒色，听政无时，百官莫知早暮。今皇帝燕于宫中,长作杂戏。永乐皇帝虽有失节之事,然勤于听政,有威可畏。朝鲜人在背后批评明宣宗:意以今皇帝为不足矣。

明朝自己的史书往往为尊者讳,而朝鲜人的史书则可以口无遮拦、自由发挥,也带来了更丰富的史料价值,为全面了解中国古代帝王提供了有用的线索。按照上述说法,明宣宗和他父亲都喜欢看戏享乐,而明宣宗还特别喜欢在宫中大摆筵席,丰盛的宴会自然有大量山珍海味。随着经济形势好转,在美味佳肴面前,明宣宗早已忘记了太爷爷朱元璋的勤俭节约教诲,转而放纵起自己的肚皮了。

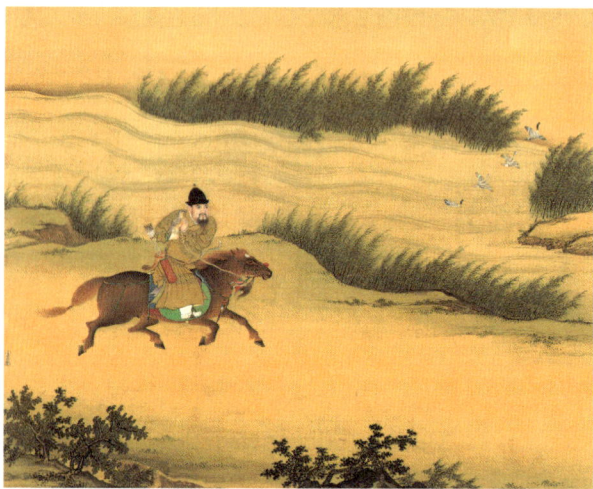
■ 明宣宗马上像

如此这般,有了超级肥胖的爸爸遗传的致胖基因,再加上身为九五至尊,古代又没有节食减肥、以苗条为美的意识,明宣宗哪怕是一代明君,也无法在私生活方面坚守住节操了，身子焉能不胖？至于他那些打球、骑马，都是运动量相对较少的娱乐活动，对消耗脂肪帮助不大。

话说回来，明宣宗的肥胖无法直接导致死亡，究竟是什么夺走了他 37 岁的生命？

肥胖，潜伏的杀手

关于明宣宗的最后时光，史书记载相当简略，没有提供症状，很多只能依靠现代医学知识进行猜测。

《明史·宣宗》记载："九月癸未，（宣宗）自将巡边。乙酉，度居庸关。丙戌，猎于坌道。乙未，阿鲁台子阿卜只俺来归。丁酉，至洗马林，阅城堡兵备。己亥，大猎。冬十月丙午，还宫。"

这是明宣宗逝世前几个月的事情。他巡视边境，还多次游猎和阅兵，看得出精神状态甚佳，应该是身体状况良好，没有特殊不适的情况。这个时候的明宣宗，给人精力旺盛的印象。然而，历史很快就制造了一场意外。

《明史·宣宗》接着说："十二月甲子，帝不豫，卫王瞻埏摄享太庙。……十年春正月癸酉朔，不视朝，命群臣谒皇太子于文华殿。甲戌，大渐。罢采买、营造诸使。乙亥，崩于乾清宫，年三十有八。"明宣宗突然患病，估计一下子病得很重，不是普通的感冒发烧，于是赶忙派遣弟弟朱瞻埏去太庙祷告祈福。结果当然是徒劳的，大约一个月后，明宣宗就因病医治无效，驾鹤西去了。

肥胖的中青年汉子，突然发病，一个月死去，会有哪些可能的诊断？

以前，笔者曾推测明仁宗死于心脑血管疾病，明宣宗也会如此吗？

如果说是心脏疾病，明宣宗至少没有慢性的迹象。急性发病的，最可能是心肌梗死，凶险的话，很快就猝死；恶性程度稍逊的，也会在几天之内夺命；程度较轻的，或许能支撑一个月甚至更长，暂时不死。

不过，37 岁发生心肌梗死，尽管在当今社会不算罕见，但也是相对而言，通常 50 岁以上的男性才是主要发病群体。我们不能忽略一个事实，就是冠心病、心肌梗死的发病原因相当复杂，造成血管堵塞的过程还有待研究，肥胖、脂肪含量高、血糖高、代谢症候群等，都可能只是其中一个环节，毕竟有很多病患其实体形并不肥胖。而当代很多二三十岁发病的人士，都是抽烟的上瘾者！据说，烟草中的尼古丁特别容易伤害心脑血管。不过，明宣宗时代烟草还没有传进来呢！

至于脑卒中致死，道理和心脏疾病一样。

如果是肺部或呼吸系统的毛病（古代以感染性因素较多见），一个月直接致死的确显得有点快，一般应会有逐渐加重的过程，而明宣宗好像一开始就显得非常危重。再说，他平素貌似壮健（经常打球、巡边、打猎、阅兵），对感染性疾病的抵抗能力似乎不应该那么差。此外，肥胖的人固然容易患上睡眠呼吸暂停综合征，但这又不是急危重症，能短时间致死。

还是肥胖在作怪。

肥胖最容易在人身上诱发糖尿病，尤其是相对年轻的病患。他们的体内由于脂肪过度堆积，胰岛素的敏感性会逐渐下降，以至于胰脏拼命地、尽其所能地挤出胰岛素供应人体所需，结果却是涸泽而渔，这就是胰岛素由相对不足，慢慢进展到绝对不足的过程。而人体由于缺乏胰岛素的作用，血糖无法转化成能量，病患就出现消瘦、多饮、多尿、尿液混浊容易吸引蚂蚁聚集（糖分太多）的症状。

众所周知，糖尿病有 1 型和 2 型之分，大致上，前者大多在儿童、青少年时期就发病了，病患终身依赖注射胰岛素来维持生命。明宣宗得 1 型糖尿病的可能性不大，以当时的医疗条件，没有胰岛素几乎就只能夭折了。2 型多见于中老年病患，胰岛素能自己分泌，但不足。这型相对多见，病患能口服药物控制，实在不行就改打胰岛素针。

还有一种叫爆发型 1 型糖尿病，这是 2000 年由日本学者提出来的。病患在发病前几乎没有征兆，而近期化验也未提示血糖有异常情况。爆发型 1 型糖尿病的临床表现为胰岛 β 细胞功能短时间内完全丧失，病情进展迅速，预后极差。与典型的 1 型糖尿病相比，此类发病患者的年龄较大，多见于 20 ～ 40 岁，病程短，如未及时诊断和治疗，常可致病患在短期内死亡，是内分泌科的急危重症。如果是肥胖的病患，就更雪上加霜了。

不管 1 型还是 2 型，糖尿病致死都是通过并发症来完成这可怕的夺命步骤的，其中最常见的就是酮症酸中毒。

糖尿病酮症酸中毒，指糖尿病患者在各种诱因的作用下，胰岛素明显不足，升糖激素不能适当升高，造成高血糖、高血酮、酮尿、脱水、电解质紊乱、代谢性酸中毒等病理改变的症候群。诱发的原因主要为感染，饮食或治疗不当，以及各种应激因素(如呕吐、腹泻、中风等，均可加重代谢紊乱而导致发病)。

未曾治疗而病情进展急剧的 1 型糖尿病患者，尤其是儿童或青少年，首发症状可能就是酮症酸中毒。

酮症酸中毒患者的典型表现是口中散发出烂苹果的气味，呼吸异常，神智由烦躁发展到昏迷；高血糖导致渗透性利尿，而酸中毒时大量排出细胞外液中的钠离子，又使脱水进一步恶化。当脱水量达体重 5% 时，病患会出现皮肤干燥、缺少弹性、眼球及两颊下陷、眼压低、舌干而红；如脱水量超过体重 15% 时，则会出现循环衰竭，症状包括心率加快、脉搏细弱、血压及体温下降等，此时生命将受到威胁。疾病本身也会使酸性代谢有毒物质大量积累，减少进入肾脏的有效血容量，导致肾脏受损，其排泄毒素能力随之下降，最后毒素越积越多，病患不得不走向死亡。

在当代，胰岛素治疗和大量补液是治疗酮症酸中毒的重要方式，可惜在明朝尚未存在这样的治疗，因此，绝大多数病患只能无奈地等待死神的降临。

粒米不入口——又胖又瘦的纪晓岚

纪晓岚，名昀，1724～1805，清代直隶献县人，知名文学家，曾任《四库全书》总纂修官。多部影视作品以之为主角。

提起清代著名学者，许多人首先想起的肯定是纪晓岚。的确，一部《四库全书》，一本《阅微草堂笔记》，再加上电视剧里面蹿红的传奇形象，许多人都把纪晓岚当作智慧和学问的化身，甚至很容易把他想象成刚直不阿、疾恶如仇、铁齿铜牙的清官忠臣。

其实，文艺作品中的纪晓岚与真实历史上的纪晓岚差别甚大。那么，纪晓岚到底是何许人也？

野史胖子V.S.画像瘦猴

纪晓岚，名昀，字晓岚，又字春帆，晚号河间才子，以字行。直隶省河间府献县人，乾隆年间的大学者，官至礼部尚书、协办大学士，曾任《四库全书》总纂修官。嘉庆十年（1805）

以 82 岁高龄去世，皇帝赠谥号"文达"，故后世又称其为纪文达。纪晓岚文采不凡，与同时代江南的袁枚齐名，时称"北纪南袁"，《清史稿》赞誉他"学问渊通"。

这些记录来源于清朝官修的文献档案，虽然真实，却难免枯燥。作为清朝的文化官员，纪晓岚几十年宦海沉浮，最懂的其实不是学术，而是为官之道。他也曾犯过错误，被乾隆帝发配到新疆，3 年后才重返京师。而跟他一起编撰《四库全书》的众多文字同行，因为不合乾隆帝旨意，14 年来，被撤职、抄家、流放、杀头的比比皆是，几乎没有一个人得到好下场，唯有总纂官纪晓岚躲过历次文字狱的风暴，并获得官方的认可，最后过关得以善终，可见他不是那种锋芒毕露、不忘学术初心的文人，而是学问渊博而处事圆滑的官僚。

支撑起纪晓岚在民间丰满形象的，很多是传说和野史，里面的纪

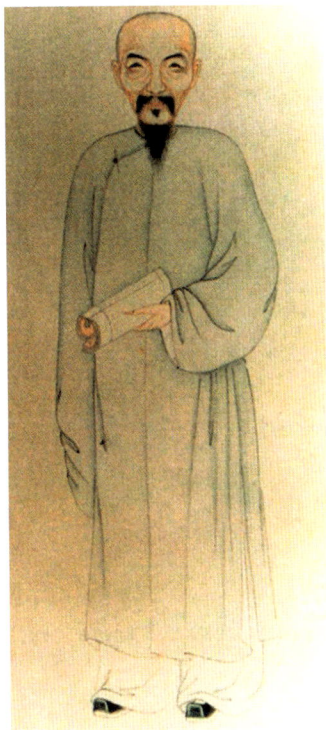

■ 纪晓岚像

晓岚又完全是另一副模样，他有缺点，有怪癖，有行为瑕疵，却更接地气，更有活力。

纪晓岚长什么模样？

历史上对纪晓岚相貌的描述是"貌寝短视"。寝，指的是难看之意。短视，就是指近视眼。而和纪晓岚交好的朱圭，在诗中这样描写纪晓岚：

> 河间宗伯[1]姹，口吃善著书。
>
> 沉浸四库间，提要万卷录。

如此看来，长相一般的纪晓岚，不仅近视，还有口吃的毛病，跟影视作品中口齿伶俐的形象判若两人。

野史上还说，纪晓岚是个大胖子，而电视剧里，他可是身材微胖的憨厚中年汉，专门跟狡猾的权臣和珅斗智（在历史上完全不可能）。

说纪晓岚胖是有依据的。

《清稗类钞》中记载了一段关于纪晓岚的笑话故事。纪文达体肥，有一段时间他必须在南书房值班，夏日炎炎又无空调冷气，纪晓岚汗流浃背，衣裳尽湿，苦不堪言，索性脱衣纳凉。

1　"宗伯"是代称纪晓岚礼部尚书的官衔。

岂料乾隆帝突然兴起，前来查岗——当然，真实的帝王们不会总是穿着黄色醒目而霸气外露的龙袍，那是举行重大仪式时的穿着，只是被电视剧滥抄了——纪晓岚因为"短视"，居然一时没有意识到九五至尊走到近前，等发现时为时已晚。堂堂朝廷大员光着膀子成何体统？他只好急忙穿衣跪下伏地谢罪。乾隆帝却坐着不出声，时间久了，纪晓岚忍不住问了一句："那个老头子走了吗？"乾隆帝觉得好笑，假装愤怒大骂："好你个无礼的纪晓岚！你说什么老头子？谁是老头子？解释清楚就饶你一命，解释不清就杀头示众！"纪晓岚果然文思敏捷，竟然从容免冠顿首道："万寿无疆为'老'，顶天立地为'头'，父天母地为'子'。陛下您就是名副其实的老头子啊！"乾隆帝哈哈大笑，遂赦免了他。

看来，纪晓岚应该是

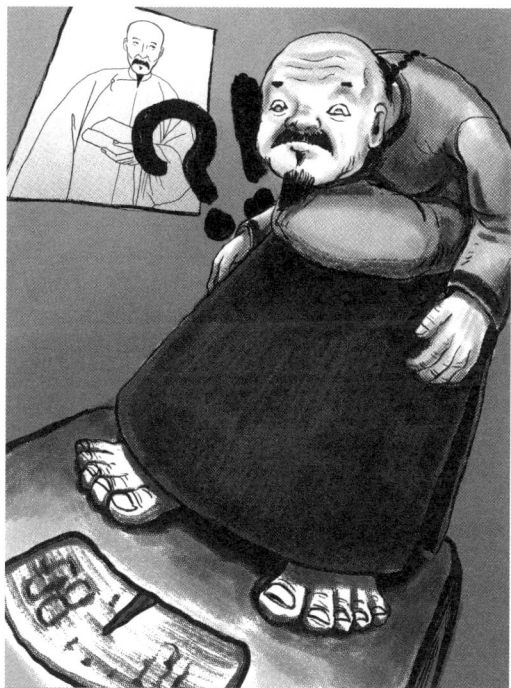

难以耐热的肥胖人士了。不过，同样流传下来的还有纪晓岚的画像，画像上的纪晓岚是其貌不扬、身形瘦削的中老年人。只见他手执书册，面带微笑，胡须浓黑，显示他当时还未垂垂老矣，不过脸上皱纹遍布，且由于脸颊无肉，双侧颧骨显得特别凸出，如同一只瘦猴子。纪晓岚是不是很丑？这见仁见智，反正不能算玉树临风、英俊潇洒。

一边是肥胖大汉，一边是干瘦如猴。到底哪个纪晓岚更接近历史的真相？

抽烟与减重的医学争议

有人说，造成上述明显差异的主要原因在于：纪晓岚爱好抽烟，并且烟瘾极大，由于抽烟有助于减肥，时间长了，他便由胖子变成了瘦子。

据史料记载，烟草在明朝万历年间陆续由国外传入中国。其传入的途径有三：第一条途径是由葡萄牙人经海路带来，所以它得以首先在福建等沿海地区种植。与此同时，烟草也由中国的商人和华侨从吕宋国（泛指今菲律宾）贩运入广东一带，这是第二条途径。对此，明末名医张介宾在《景岳全书》中记载道："此物自古未闻也，近自我明万历时始出于闽广之间。

自后吴楚间皆种植之矣。"第三条途径是北路，即先由日本传入朝鲜，又由朝鲜传入中国辽东，时间也是在明万历年间。朝鲜称烟草为"南灵草"或"南草"。《朝鲜王朝实录》中说，"南灵草"虽号称能治痰消食，但实际上损害健康，"久服者知其有害无利，欲罢而终不能焉，世称妖草"。至明朝末年，烟草在中国东北部的满族、蒙古族等部族间已经流行开来。

明末，一些学者把烟草叫作"淡芭菇"。"淡芭菇"即tobacco 的音译。该词原系美洲阿瓦克族印第安人用以称呼鼻吸卷烟，后为各种欧洲语言所借用。中国关于"烟"这一名称则由日本传入，黎士弘《仁恕堂笔记》即称："烟之名始于日本"。由于人们享用烟草的主要方式是将其点燃后吸其烟雾，故烟草之名迅速代替了"淡芭菇"之类的译名。至于今天最普遍的机制纸卷烟，即所谓"香烟"，则是在清末光绪年间才从国外传入的。

如上所述，烟草的危害其实很早就为人所知，但社会上屡禁不止，后来也就放松了管制。到了乾隆时代，上至王公贵族，下至贩夫走卒，抽烟已成常态，不过，许多人抽的都是潮烟——并非后来的香烟——即需要烟袋（锅）或烟管点燃抽吸。纪晓岚应该就是这样"衔长管而火点吞吐之"。

史载纪晓岚酷嗜抽烟，顷刻不离手，烟锅特大，有"纪大烟袋"之称。据说，他从皇城附近的家，坐马车去一趟京师西北郊的圆明园，一路上晃晃悠悠，烟袋一直点燃，居然还抽不完里头的烟丝。要知道，即使今天坐汽车从故宫出发，前往海淀区圆明园遗址，不堵车的话也要 40 多分钟呀！纪晓岚烟袋之大可以想见。

有人认为"香烟中的尼古丁可以减肥"这种说法不科学。人体肥胖的主要原因是摄入的热量过多而无法代谢，导致脂肪堆积，而烟草中并没有分解脂肪的物质，而且吸烟会破坏人体内的维生素，更不利于脂肪分解。因此，有专家甚至认为吸烟不仅不能减肥，还可能会增肥。英国剑桥大学也有研究显示，吸烟可能会使女性的腰围更容易增加。

不过，尼古丁这个坏家伙并非对体重毫无影响，虽然是间接而为。尼古丁本身有抑制食欲的作用，所以有些人抽烟时饭量会变少；尼古丁会损害消化道，导致营养吸收不良；也会损伤味蕾，让人食之无味。长此以往，有些人确实会体重下降，但这种体重降低并不健康，而是有损健康。当然，也不是所有抽烟的人都会出现食欲下降，因此，吸烟是否影响体重，至今仍有重大争议。

纪晓岚若想通过抽烟来减肥，那几乎不可能成功，因为野史同样记载，他虽然烟瘾巨大，但直到晚年依然胃口惊人，连"尚能饭"的老廉颇都会自愧不如，这在下文将有详述。

那么，他会不会由于长期抽烟导致慢性肺病，从而引起身形瘦削呢？这倒不是不可能。

抽烟会导致气管、支气管和肺脏的慢性损伤，有可能引起慢性支气管炎甚至慢性阻塞性肺疾病，这样的病患很容易合并肺部感染。长期缺氧、嘴唇发绀是困扰他们的老毛病，但也不是人人都羸弱不堪，反倒是有些人会变得虚胖。在纪晓岚的年代，肺结核（肺痨）还是横行无阻的绝症，而且发病率很高，社会上随处可见患病的人。慢性肺病者更容易遭到肺结核的折磨，这些高代谢消耗的病患的确变得骨瘦如柴。

问题是，纪晓岚如果不幸到了这步田地，他在画像中就不会神采奕奕，更不可能活到 82 岁。

有调查研究发现，爱抽烟的人，尤其是长期抽烟的人，由于烟草中的焦油、尼古丁等成分直接作用于人体，引起味觉和体内的代谢变化，可能会导致抽烟者饮食习惯改变。比如，抽烟者比不抽烟者普遍较少食用蔬菜、水果和谷类，而较多食用动物性食物或动物性脂肪，饮酒也较多。

纪晓岚会这样吗？

文化巨匠嗜肉如命

如果有人告诉你，大量吃肉能减肥，你相信吗？

事实上，纪晓岚也许就是这样的人。从流传的野史看，此君嗜烟基本上是真实的，而由于烟草中尼古丁等成分引起味觉和体内的代谢变化，导致抽烟者食物选择的改变，因此纪晓岚的饮食习惯迥异于常人！

先看几则野史记述。

小横香室主人在《清朝野史大观》中说："公（纪晓岚）平生不食谷面或偶尔食之，米则未曾上口也。饭时只猪肉十盘，熬茶一壶耳。"

采蘅子的《虫鸣漫录》说："纪文达公自言乃野怪转身，以肉为饭，无粒米入口。"

爱新觉罗·昭梿在《啸亭杂录》中也说："（纪晓岚）今年已八十，犹好色不衰，日食肉数十斤，终日不啖一谷粒，真奇人也。"

按照孤证不立的原则，只有一段历史材料，还不足以证明某个事实，但纪晓岚这方面的记载甚多，可信度就不低了，尽管看起来有些夸张。

　　纪晓岚大量吃肉，甚至到不吃主食的地步，如此怪癖，难怪有人戏称他是肉食野兽转世。难道纪晓岚就不会越吃越胖吗？非也。自然界有很多动物是肉食性，比如狼、虎、狮子等，它们终生吃肉，却体形精悍，毫不臃肿。人类原本是杂食性动物，但祖先或许是以肉食为主，而演化后的人类，一般情况下要摄入肉类之外的食物，才能获取更丰富的营养元素，让身体维持健康。淀粉类、糖类物质，因为能迅速补充能量，则是人类经常需要首先摄入的物质。

　　如果不吃主食（米饭、面条等），光吃肉类，会有什么后果？

　　20 世纪 70 年代初，美国纽约出了一位另类天才医师——R. 阿特金斯（Robert Atkins）。这位阿特金斯博士写了一本书叫《阿特金斯医生的饮食革命》（*Dr. Atkins' Diet Revolution*），在全世界畅销了 600 万册；后来又在 1992 年出版了另一本《阿特金斯医生的新饮食革命》（*Dr. Atkins' New Diet Revolution*），继续风靡全球。他的核心目的是倡导一种新的减肥方式——阿特金斯饮食法。

　　阿特金斯认为导致肥胖的主要原因是食用精致碳水化合物，尤其是糖、面粉和高果糖等。阿特金斯饮食法的原理是当人体减少摄入碳水化合物时，会降低胰岛素的含量，就不会常常觉得肚子饿，身体也会主动燃烧脂肪。反过来说，人们在摄入低碳水化合物的同时，也要摄入高蛋白质食物（比如肉类），便可达到减轻体重的目的。

阿特金斯相信，人体有一个很有趣的生理现象：身体每天都需要利用糖类作为直接能源（由碳水化合物提供，多半由谷类、小麦、米饭等主食分解而来），但体内储存的糖却少得不可思议！血管中可用的血糖只有 20 克，而体内却有两个器官储存糖：一是肝脏（内含肝糖原），二是肌肉组织（内含肌糖原）。研究发现，约经两天的极低糖饮食（每天少于 20 克），身体已无直接能量可用，必须燃烧脂肪和蛋白质才能获得能量，就会开始进行所谓的"脂肪分解作用"（当然也含部分蛋白质分解）。因此，长期进食肉类而不摄入主食，不仅能维持生存，而且理论上还可以减少脂肪积累，减轻体重。

不过阿特金斯饮食法也饱受争议，有人引经据典大力支持，也有人将其贬得一文不值。反对者主要认为，长期摄入肉类而无其他主食，会导致营养不均衡。此外，脂肪和蛋白质的产能属于"不完全燃烧"，不如糖类属于直接产能的"洁净能源"，脂肪和蛋白质会生成酮体，这些酸性物质在体内堆积，恐将加重肝脏与肾脏的代谢负担。更可怕的是，这种饮食方式会增加体内"坏胆固醇"（低密度脂蛋白胆固醇）的浓度，有可能加重心脑血管的病变。

当然，经过几十年的发展，阿特金斯饮食法也不断修正，除了饮食结构的调整之外，它越来越强调运动锻炼的重要性。

200 多年前的纪晓岚不可能知道阿特金斯饮食法之奥秘，也无须知道，毕竟那个时候的中国人并无健美、苗条的概念，能长胖些还多半认为是好事呢！

那么，纪晓岚的肉食怪癖是否就恰恰暗合了阿特金斯的核心饮食理论，从而导致他从胖子变成瘦猴呢？这值得我们思考。

一切都是猜想，或许纪晓岚并非如传说中那样肥胖，而他嗜肉、不吃主食的怪癖，也许只是民间以讹传讹、夸张如演义似的说法而已。

笔者更愿意相信，不管是大量抽烟、大口吃肉这样匪夷所思的怪癖，还是一些放荡荒诞的行为，都是纪晓岚在乾隆帝高压政治生态下不得已而为之的人格扭曲。这种扭曲折射出了那个时代的黑暗与无奈，更是对文字狱发起者乾隆帝无声的抗议。

放浪形骸，魏晋南北朝时期的"竹林七贤"，受制于司马氏政权的压迫，不也是这样做的吗？

腹肌去哪里——两个"将军肚"

阿玉锡，生卒年不详，原是蒙古准噶尔部人，因获罪转而投效清廷。乾隆年间平定伊犁，立下赫赫战功。

唐太宗时期有著名的凌烟阁二十四功臣画像，真人比例大小，专供太宗怀旧、表彰之用。而乾隆时期也专门绘制了紫光阁功臣画像，为了显示自己的赫赫武功，好大喜功的乾隆帝居然让人绘制了 280 幅之多，远远超越了唐太宗李世民的凌烟阁画像数量。

唐太宗的功臣大多是在唐朝建立过程中建功立业的谋臣大将，也有一直辅佐太宗从皇子登位到皇帝的幕僚亲信。这些功臣画像由于年代过于久远，早已杳无踪迹。

乾隆帝在位 60 年，大大小小的战争此起彼伏，有的是维护国家统一的正义战争，有的是镇压当地民众的内战。紫光阁作为皇帝殿试武进士和检阅侍卫大臣校射的地方，悬挂战争英雄的画像再合适不过了。

据北京故宫博物院的专家考证，这些画像为平定西域准部、回部前后功臣各 50 张，平定大、小金川前后功臣各 50 张，平定台湾功臣 50 张，平定廓尔喀功臣 30 张，加起来总共 280 张。

遗憾的是，1900 年八国联军入侵，光绪帝和慈禧西逃，京师沦陷，紫禁城也被联军轻而易举闯入，联军的司令部就设在北京中南海紫光阁。从此，大量画像便散失了，有的甚至直接毁于战火。据称，全球所见的紫光阁功臣像也就 20 多张，不少流散于国外博物馆。

280仅余其二

天津博物馆幸运地从民间回收保存两张：《散秩大臣喀喇巴图鲁阿玉锡像》和《领队大臣成都副都统奉恩将军舒景安像》。

细看那位阿玉锡将军，只见他威风凛凛，五官精细逼真如照片，留着精悍的小胡子，目光如炬，炯炯有神；右上肢高举，手掌张开作召唤状；左手持长矛，矛尖向下；腰间悬挂着绿色鲨鱼皮腰刀，配上黑色弓囊，内装桦皮弓一张；后挎箭囊，内有十几支雕翎箭；头戴红缨暖帽，单眼花翎；上身外套锁子甲，透过锁子甲，隐约可见里面穿着浅绿色战袍，战袍上绣着深绿色的葫芦蝙蝠纹；腿部系着黄色皮护腿，足蹬青靴。

最令人称奇的是，阿玉锡面部肌肉的描绘和锁子甲的透视，都表现出强烈的立体感，显然受了西洋油画的影响。那怒目圆睁的神态与严肃紧张的表情，很容易将观众带到杀气腾腾的战场环境中，让人联想到将军身先士卒的英姿。这幅画其实还是中西合璧的"混血儿"，它由任职宫廷的欧洲传教士画师绘画出头部，而服饰则由中国画家完成。

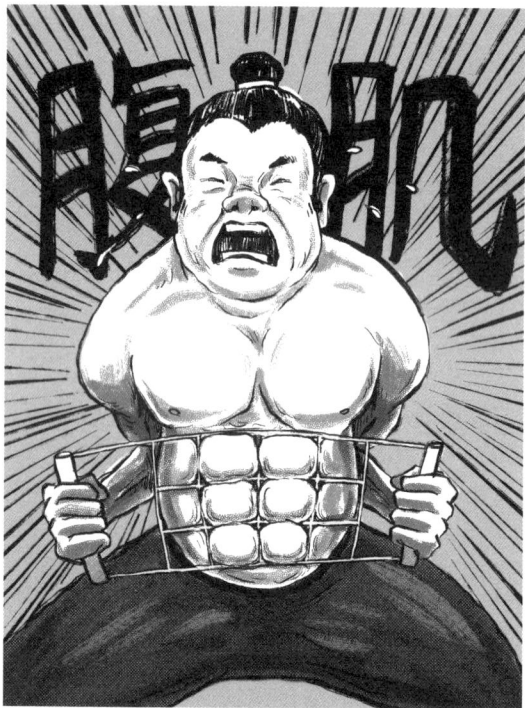

虽然战袍和锁子甲把阿玉锡包裹得严严实实，但我们仍然能看出他是胸肌、上肢肌肉异常发达的猛士。至于他的腹部，由于系着不长的腰带，腰围稍短，显然一丁点赘肉都没有，腹部匀称而壮实。整个人的状态显得干练、强悍、有精神！如果掀开腹部外衣，也许就是 6 块有棱有角的腹肌。

另一幅舒景安将军的画像，就别有一番风貌了。

只见他身穿蓝色八旗棉甲，头戴高顶清军头盔，盔缨和羽毛显得有点夸张，护心镜倒也明亮如雪。虽然，他同样左手抚着绿色鲨鱼皮腰刀，但右手却有点滑稽地竖起拇指，不知道当时想表达什么意境和想法。整套装束和阿玉锡的比较，显然，这是将军礼服——服饰设计以仪式感居多，实战性偏少，而阿玉锡的则是作战服。两人在战争中的具体角色差异，似乎已见分晓。

更值得注意的是，舒景安的腰围、腹围比例明显过大，一身棉甲裹住了隆起的腹部，显得有点紧绷。而他舒缓的表情似乎也在说明：刀光剑影只是前线冲锋陷阵者的责任而已，他或许只需要"运筹帷幄，决胜千里"。

同是英雄，身世有别

关于这两位将军的历史文献资料极少，他们的生卒年也暂无可考。不过，从画作的名称头衔看，舒景安的出身大致还是清晰的。

他是奉恩将军，这不是官职，而是宗室的爵位。只是这一等级已经是最末一等，在其之上是奉国将军、辅国将军，等等，最高的是和硕亲王，乾隆帝在登基之前的爵位便是和硕宝亲王。

公主中的显贵也有被封和硕公主的（最高为固伦公主）。亲王之下，便是郡王、贝勒、贝子等。清朝实行爵位递降制，除了几位功勋极大的皇族成员外，其余成员的爵位都不能世袭罔替，每代袭封需递降一级，一直降到奉恩将军为止。那些连奉恩将军都构不上的后代，便是闲散宗室，等于毫无爵位可言，仅仅在出身证明上显示曾经尊贵的血统。

可以想象，舒景安的祖先必然是清朝的某位皇帝或皇室宗亲，但由于皇家血脉众多，再加上传承日久，繁衍到舒景安这一代时，仅为奉恩将军。尽管地位式微，但比起刘备那样依靠200多年前无凭无据的祖先中山靖王刘胜（汉景帝之子）当金字招牌，还是靠谱得多，舒景安不需要像刘备那样以一介草民的角色混迹江湖。

依靠着家族遗传的基因和不错的才干，他做到了领队大臣、成都副都统，已经是高级将领了。在平定金川的战役中，舒景安力战有功，不过他的战场角色是从攻而非主攻。看来，这位皇族成员很可能是在非主要战事方面承担了协助的任务，而且他不需要亲自冲锋陷阵，仅仅属于指挥有方而已，否则，乾隆帝必然会大书特书。

根据《平定两金川方略》记载，舒景安在后五十人中名列第二。而另一位故事主角阿玉锡，在平定西域准部、回部中排名第三十三，是前五十名。

排名前五十、后五十的待遇完全不同：前五十名，由皇帝乾隆亲自撰写赞词，画像也画得更加精美细腻；后五十名，则由大臣题写赞语，画工也相对没那么精细。

阿玉锡到底立了什么功勋？

这位阿玉锡，原本是准噶尔部（蒙古的分支）的骁勇战士。雍正十一年（1733），由于在部落内犯事，被判处断臂酷刑。千钧一发之际，阿玉锡挣脱锁链逃亡，投奔了清朝乌里雅苏台（今属蒙古国）的军营。长官听说他有空手夺枪的本领，便收留了他，从那时起，阿玉锡就开始为清廷效力。

22 年后，乾隆大军进攻叛乱的准噶尔部，阿玉锡被任命为翼长（先锋官）。当时，叛军首领达瓦齐从伊犁仓皇撤退，身边还有近万人，这些人簇拥着达瓦齐，退到伊犁西南的格登山。

利用语言和服饰上的相通，阿玉锡带着 24 名勇士摸黑靠近敌军。黎明时分，潜伏的阿玉锡一马当先，率领敢死队发起冲锋。他横矛拍马，擎纛大呼，声震山谷。这支小分队虽然人数不多，但枪矢并发，杀声阵阵，锐不可当，山下清兵响应，步步紧逼！

本来跟随达瓦齐的士兵早就军心涣散了，如今发现神兵天将，也不知道对方来了多少人马，于是瞬间战意尽消，斗志全无，除了达瓦齐身边卫士，没人敢拿起武器反抗。不到两个小时的工夫，阿玉锡20多人的敢死队竟然一举擒获准噶尔部大小首领20余人，同时俘获敌军士兵6500人！

战后，乾隆帝大喜，除了让阿玉锡名列紫光阁，还赏赐他"巴图鲁"（满语"勇士"）称号，并授予他散秩大臣（皇帝和皇宫警卫部队的侍卫处官员）一职，甚至命著名意大利画家郎世宁专门作画《阿玉锡持矛荡寇图》，让勇士永垂不朽。此画今存台北故宫博物院，画中的阿玉锡全身戎装，坚毅果敢，一

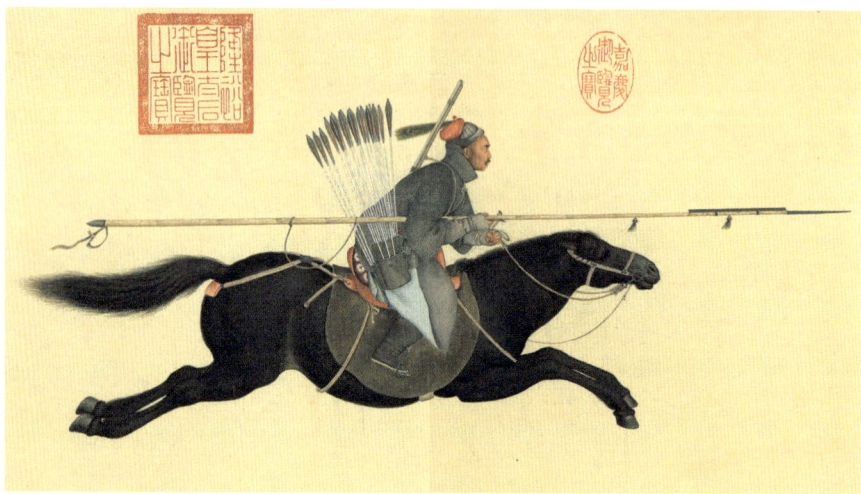

■ 意大利郎世宁所绘《阿玉锡持矛荡寇图》（局部）

身蒙古骑士装扮，持矛跃马，勇往直前。

其实，阿玉锡和舒景安两人出身迥异，他们的奋斗历程和人生际遇也截然不同。

身为皇亲国戚、天潢贵胄，舒景安的起点不知道比阿玉锡高多少倍，起码他不用在生死间徘徊，为了存活而拼死一搏，哪怕没什么战功，也饿不死、愁不着。人到中年，混得一官半职，顺应清军大势，担任助攻，尽管"一将功成万骨枯"，也算对朝廷有所贡献。战场上，他用不着提着脑袋勇猛杀敌，这样的人就算战败，也不一定罪至杀头。乾隆帝看在眼里，自然该给的还是照给，但荣誉级别还是有所区分的。

阿玉锡不一样，这位草根若没有练就一身的本领，没有过人的勇气和上天的怜悯，他根本就活不下去。阿玉锡每一点滴的功劳累积都是扎扎实实打下来的，可以说，人到中年的阿玉锡，尽管是中级军官，仍必须靠舔着刀口的坚韧和勇武为自己争取荣誉，每一步都错不得，生死荣辱就是那么一瞬间。

也正因为如此，两位将军的体形差异很大，同样是40多岁（推测）的中年人，阿玉锡依然精瘦、强悍、壮实，而舒景安则显得发福、慵懒和闲散。这个形象差异在肚子上尤其明显。

好腹肌，得来不易

人体在运动过程中，不管是体育竞技还是军事活动，腹部肌肉都扮演着重要角色。腹肌群不像臂肌群与腿部肌肉群一样有许多骨骼连接支撑，而且覆盖在肌肉上的脂肪更使它难以显露出来。腹部肌群主要由 4 个部分组成：腹外斜肌、腹内斜肌、腹直肌、腹横肌，这些肌肉的运动使身体能够前屈、扭转和侧屈。腹肌对脊椎也有保护作用，能够防止腰椎受伤。而腹直肌是最明显的部分，它上起于胸的下端，下止于骨盆的上部，作用是使脊椎前屈，同时控制着骨盆后倾，对身体维持正常的腰背曲线非常重要。

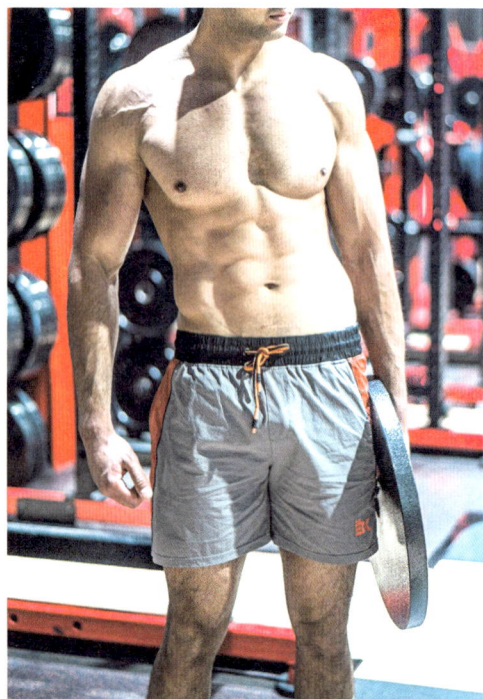

一个真正强壮的人，不仅是四肢的肌肉发达，腹部的肌肉也不能马虎。

20 世纪末，一些研究学

■ 发达的腹肌

者先后提出了核心稳定性和核心力量等概念，指出在一般运动中，躯干部位的肌肉虽然不直接完成动作，但其产生的收缩力量却是整体运动力量的主要来源，而且可以成为四肢力量直接输出的稳定支点，从而协调运动的过程及整合人体的肌肉关节，稳定身体重心，保持运动姿势，提高运动实效。

无疑的，核心肌群是负责保护脊椎稳定、为四肢活动提供支撑的躯干肌肉群，而腹肌正是这核心肌群的核心。腹肌力量一直就是核心力量的重要组成部分，腹肌贯穿人体的核心区域，供给核心力量，支撑核心稳定性。

从阿玉锡的征战历程看，他的成名之作为他赢得了广泛的声誉，就像海豹突击队在反恐领域的卓越表现一样。阿玉锡小分队，其实就是清朝的特种部队。

虽然，清朝时不可能有现代国家的特战训练方法，没什么科学性可言，但野战部队的士兵和领队也应该是时常保持战备状态，苦练骑射杀敌本领。阿玉锡本人就是这样的模范。正因为常年的军事训练，加上时刻保持戒备的军旅生活，人到中年（阿玉锡加入清军时20岁上下，或者更大一些，而一举成名则在22年之后），他的身材才保持得那么好，腰腹显得那么精实有力。

相反的，拥有高贵血统的舒景安则悠闲得多，这样的人，再加上长时间坐着办公，缺乏运动，酒肉摄入失当，体重很容易超标。当年轻的时候，他无论如何折腾、如何恣意玩乐，由于新陈代谢较快，脂肪也不会沉积太多；可一到中年，身体代谢急速放缓，稍不留意，脂肪就会过度堆积，积重难返了。对于缺少锻炼意识和习惯的人，腹部肌肉更加容易松弛，形成标准的"将军肚"也就自然而然了。此外，睡眠作息不规律，造成人体内分泌失调，也是形成"将军肚"的原因之一。

其实，从流失到国外的清朝功臣画像看，长有"将军肚"的不止

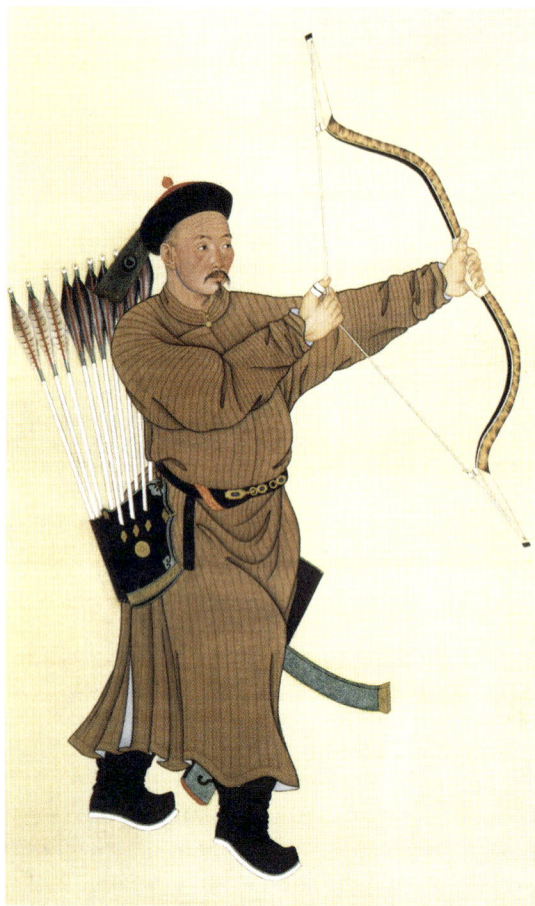

■ 肃州总兵五福像

舒景安一人，可见清朝人不仅没有健美概念，也对体形毫不在意。乾隆年间的将军们大多不以冲锋陷阵成名，我们甚至可以想象，勇武的力量并不是为官为将的首要本事，他们最重要的，也许是精明的脑袋和能说会道的嘴巴，再加上灵巧的手腕。

诊 室

3

养生不养病，
告别慢性病 ➡

考古界的传奇——马王堆里的老贵妇

> 辛追，或名避，生卒年不详，西汉长沙国丞相利苍（第一代轪侯）的夫人，是马王堆一号墓的墓主，现保存于湖南博物院。

东方的睡美人

湖南马王堆汉墓可谓闻名遐迩。1972 年，考古人员在长沙东郊发掘了一组西汉早期墓葬，除了出土大量珍贵文物，还发现了一具保存 2000 多年、几乎完好无损的女尸。这个发现震惊了世界，不管在医学上，还是在考古学、历史学、民俗学等方方面面，都具有极高的研究价值，女尸本身就是一座宝库！

笔者青少年时代就对相关数据有所涉猎：墓主为西汉长沙国丞相利苍（第一代轪侯）的夫人，根据印章查到她名叫辛追。辛追死时约 50 岁，出土时胃里还存留着瓜子；经过病理解剖发现心脏血管有多处粥样硬化斑块，胆囊、胆管有结石。尽管她的保存状态很罕见，但从图片上看，尸体的嘴巴张开，舌头外伸，医学家解释，这是内脏轻度腐败致使气体产生，推动了舌根，从而出现这种表象。至于死因，推测是吃了甜瓜之后诱发胆绞痛，进而又刺激了病变心脏血管的挛缩，从而发生急性心肌梗死（冠状动脉粥样硬化性心脏病中最凶险的类型），导致猝死。

这些年来，马王堆汉墓的陪葬文物和女尸已陆续转移到湖南博物院。笔者曾亲赴该博物院参观，透过玻璃看到辛追2000多年前的容颜。辛追美不美丽？严格来说，不敢做出恭维的回答，相信没有学过医或不是从事医疗行业的朋友，都可能觉得稍显恐怖。虽然，近年有人使用现代刑事侦查的高科技还原了辛追年轻和中年时的模样，并制作成栩栩如生的蜡像，看起来美艳动人，但这些都带有后人美化的痕迹。

眼前的这具遗体，尽管去世时年仅 50 来岁，但已相

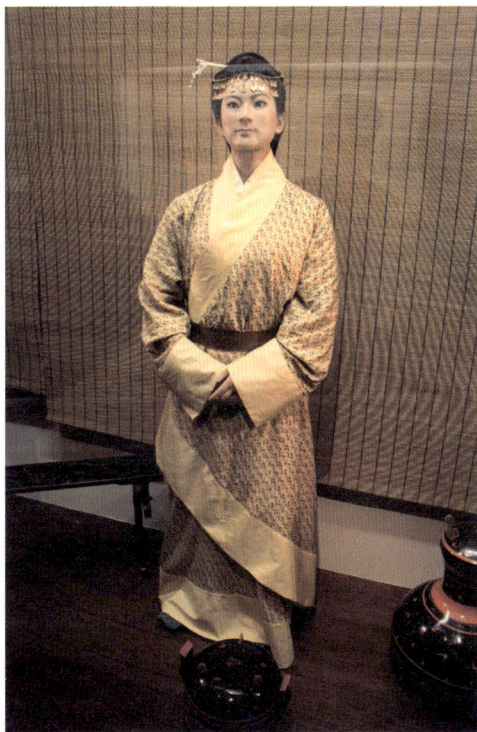

■ 辛追复原蜡像

当衰老。她面带病容，鱼尾纹布满眼角，脸庞显得臃肿，嘴张舌伸，据说出土时眼球已自然脱落、干枯。纯黑色的头发略显稀疏，而且末端缠着假发，古人没有剪头发的习惯，50岁的古代女人头发稀疏和短少，有可能是健康状况不佳的表现。身体看起来算是轻度肥胖，躯干显得比四肢还要胖一些，但全身皮肤皱纹颇多，似乎是在原本丰腴的基础上短时间内消瘦、脱水、收缩所致。解说数据上说，尸体出土时软组织还有弹性，关节能活动，血管清晰可见，大多数内脏保存良好。

这就是辛追留给人们的最深刻印象。此外，除了尸体所呈现的样貌之外，我们在一幅帛画上也能看到辛追的影子。

辛追内棺的盖板上覆盖着一幅彩绘帛画，即铭旌，竹简上称之为"非衣"，呈T形，上宽下窄。这幅画幡可分为上、中、下三部分，上部分表现的是天界的景象。中部分表现的是人间的景象，最上边为花纹、鸟纹构成的三角形天盖，天盖下有鸟在飞翔，交蟠的龙身将中部分为上、下两段：上段描绘一老年妇女拄杖缓行，后有三个侍女跟随，前面有两个仆人跪迎，并捧案进呈食品。考古学家认为，老人当为墓主人。下段绘有供墓主人享用的宴饮用具及役使仆人等。下部分代表地下，在画中占比较少，正中为神祇托地，腿下横跨一蛇。

这幅作为铭旌的马王堆画幡，反映了当时的神话传说以及西汉楚地的人们对自然界、神鬼、地界和天堂的想象。

眼前的辛追真容以及绘画，其实已经提示了其生前的形象——面容苍老、拄着拐杖、略驼着背、步履蹒跚、稍显肥胖的老太太。

而她的实际年龄只不过50多岁。

湖南博物院详细介绍：女尸身长154厘米，体重34千克。尸体上的皮肤覆盖完整，呈浅黄棕色，有润泽感。上臂、双腿、臀部等处的软组织较厚，按压时尚有弹性。死者脸形呈方圆状，颧骨较高，五官清楚，口内尚有19颗牙齿，均已松动，部分牙齿磨损严重。

在解剖检查时，病理学家从其食道、胃肠道内共发现了形态饱满

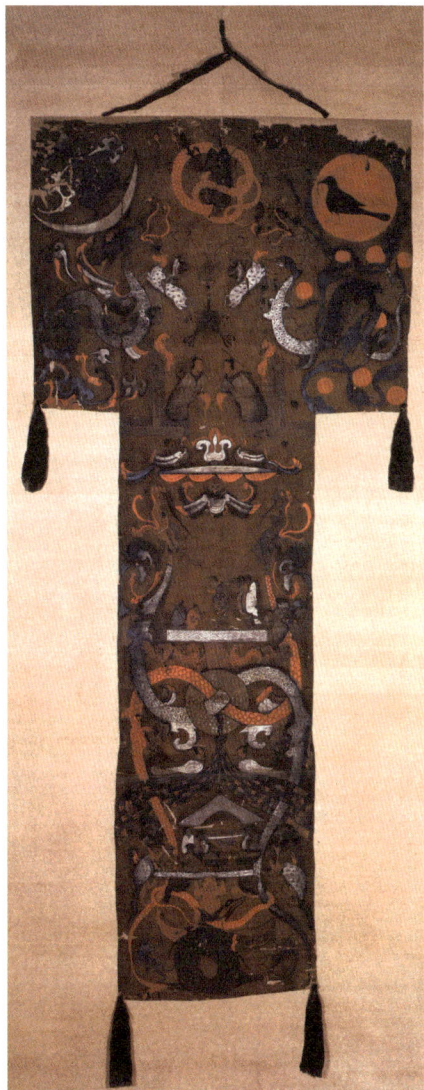

■ 马王堆一号汉墓T形帛画

的甜瓜子 138 粒半，他们认为："这表明死者是在吃了甜瓜之后，还未将甜瓜子从肠胃内排泄出去就死亡了。对女尸进行的医学解剖发现，女尸全身各处脂肪组织均颇丰满，未发现慢性消耗性疾病或长期卧床的迹象，未见肿瘤和脑出血等病变，也无暴力伤痕，据此可以判断辛追之死属于猝死。"至于对死因的解释，与笔者过去获得的信息完全一致。

古代人的营养状态与现代人不能相提并论，保养程度更有着霄壤之别。今天 60 多岁的女性，如果维持健康并保养得当，粗看起来像 40 岁也颇为常见。即使如此，我们还是心存疑惑，这位 50 来岁的贵族妇女，为何提前衰老得那么厉害？她真的死于心脏病吗？

尸身不腐之秘

辛追的去世时间可以大致推断。古代没有先进的蔬果培育技术，植物果实的成熟都完全处于自然状态。特别在西汉早期，古人更没有太多干预自然的手段，想要享用水果只能仰仗大自然的馈赠。而辛追食道和胃里存留着许多甜瓜子，恰恰说明她在死亡前夕品尝了一番甜瓜，而甜瓜的自然成熟时间，正好是夏、秋时节。

也就是说，辛追死于夏、秋时节的可能性非常大。

南方夏、秋的湿热天气对尸体的保存相当不利，这种气候环境下，细菌的繁殖速率极快，而辛追尸体本身脂肪含量较多，丝织品、陪葬食物等有机化合物更是海量，这样只会更容易诱发细菌生长和增加尸体腐败的速度与程度。但是辛追的遗体保存得相当完好，除去早期的轻微腐败之外，2000多年来，她就几乎没有再出现过损伤！

科学家归纳尸身不腐的原因是：深埋、密封、缺氧、灭菌。在辛追死后，后人按照贵族丧礼处理她的后事。比如，她死后遗体经过了尸殓，并用丝织物覆盖额头和鼻子，再用18层丝麻衣、衾、袍严密包裹全身，然后放入盛装着具有微弱抑菌、杀菌作用的中草药棺液中（古人没有细菌概念，防腐方法纯粹靠经验积累），再覆盖两层衣衾，最后用丝织物填塞木棺，使整个棺内几乎没有可容纳空气的地方。内棺的棺盖和棺身合口处用胶漆密封，加上尸体早期的腐败过程和棺内其他物质的氧化过程很快便耗掉了棺内原有的氧气，形成了缺氧环境，因而阻滞了细菌的生长繁殖。此外，内棺外又有3层套棺，每层棺也均用胶漆密封，这对阻止尸体腐败也有一定程度的作用。

尸体的保存好坏与外界条件也有关。椁室置于深达 20 多米的墓室正中，四周用巨大的木板隔出了东、南、西、北 4 个放置陪葬物的边箱。在椁室和 4 个边箱底下垫有两层厚厚的底板，其上面还有 3 层厚厚的盖板，加上边箱四周 20 多厘米厚的挡板，这样就形成了巨大且与外界隔绝的墓室。此外，椁室顶部和四周分别填塞 60 多厘米厚和近 40 厘米厚的木炭，底部则有 30 多厘米厚的木炭，这些木炭也吸收了椁室中的部分氧气。在木炭之外，还有厚厚的白膏泥将木炭包在里面。由于白膏泥和木炭的特性，它们完全隔绝了椁室与外界空气的接触，从而使椁室处在更密封的状态，进而抑制腐败菌的生长。

总之，棺椁和陪葬品可谓层层叠叠，墓穴的构造亦相当复杂，耗费的物资不仅庞大而且都经过精心挑选。

介绍了这么多，就为了说明一点：辛追生前早就为自己准备好了完备的墓穴和丰富的陪葬品，甚至葬仪都设计好了，一旦去世，立刻下葬，半点都没有延迟，否则在夏、秋时节稍有延误，尸体必然会加速腐败，一发不可收拾！要知道，如此复杂的墓穴结构和安葬形式，没有长时间的准备，是不可能如此流畅、高效、快速地完成安葬的。这恰恰提示我们，辛追是常年病恹恹的人，虽然尸体的病理研究没有发现她长期卧床的痕迹和患有消耗性疾病的迹象，但她早已百病缠身、度日如年，预料到自己来日无多了。

人们对辛追的不腐遗体最感兴趣，却往往忽略了她的图画形象。

前述的那幅彩绘帛画，上面就绘着一位老年妇女，衣饰华丽，拄着长长的拐杖，这位老妇人是辛追的可能性很大。画作还原了她的生活场景，同时也勾勒出时人想象的天界和地界乃至升天的神化。

另外，在辛追的黑地彩绘棺的边框中，浮现出一个很小的半身人物图像，有专家指出，这老人包着头、弯着腰、伸着手，好像摸索着前进。露出上半身，正表明她刚刚出来。她似乎倚杖而立，背微驼，面向左，和画幡的老人有些相像。这老人的形状、姿态、神气和画棺上其他人物迥然不同，可能代表着墓中的死者，该图所表现的是轪侯夫人处于刚刚越过死亡的大限，正在进入地府的一瞬间。

无论现场观察到的辛追遗容还是帛画上的老太太形象，我们都会觉得这位贵族妇女病态、老态毕现。种种迹象表明，辛追已是苦不堪言的慢性病患者，她很有可能是在这个前提下，出现急症从而迅速死亡。

死因众说纷纭

有人说，辛追的死因是心脏病，这其实值得商榷。

首先，当时解剖后发现其心脏多条冠状动脉出现斑块，引起血管狭窄这种情况不是完全没有可能，但毕竟没有明显证据显示血管堵塞。一般情况下，只有血管堵塞才有可能引起急性心肌梗死，但在没有现代医疗技术进行疏通血管的条件下，血液自动溶解堵塞斑块几乎是不可能的。临床上，有些急性心肌梗死病患在做血管造影检查时，确实也能观察到部分血管未完全堵塞，但他们都是事先使用了现代药物治疗之后，才躺在手术台上的，而且一般不属于非常严重甚至致死的类型。辛追死得很突然（进食甜瓜后不久猝死），如果她因为急性心肌梗死而死，堵塞斑块应该很明显、很顽固才是，只有这样的斑块才更容易导致急性心肌梗死和恶性心律失常。

其次，冠状动脉粥样硬化是自然的过程。人类从一出生开始，血管内就开始出现粥样硬化的萌芽，只是发展过程因人而异。有人不发生心脏病是因为粥样硬化斑块没有发展到导致血管狭窄闭塞的程度，但血管自然老化、硬化基本上是不可避免的，甚至轻微的狭窄也是自然的状态，如同用了几十年的水管，内侧不可能完全光滑无比。而 50 岁的女性，即使在今天，发生严重心血管事件的概率还是比男性低很多，往往更年期后才开始发病。古人由于综合营养状态不如今人，女性停经的年龄会比今人普遍更早，这位贵族妇女的心血管出现病变是在情理之中，也被解剖证实，但是否因此致死，恐怕还需要进一步研究。

最后，从临床医学上观察，吃了甜腻的食物导致急性胆囊炎或胆绞痛的个案不算太多，至于胆囊炎或胆绞痛诱发急性心肌梗死，似乎案例更少，虽然从猝死的角度看，急性心肌梗死是很常见的"凶手"。急性心肌梗死继发于急性胆囊炎或胆绞痛，而胆道疾病又继发于进食甜瓜，这是否过于巧合？ 100 多颗小瓜子在甜瓜中并不算多，病患不过是浅尝辄止，就溘然长逝了？胆囊结石虽不罕见，但不代表有胆囊结石就一定发生胆囊炎和胆绞痛。如果尸体保存得足够完好，病理学家或许可以根据胆囊组织分析病患生前有无得过炎症。

同样道理，也能通过研究心肌细胞有无大面积坏死，从而推断心肌梗死有无发生。笔者从事心血管内科专业多年，结合调查统计和经验，发现急性心肌梗死固然可以导致恶性心律失常和心搏骤停，引发猝死，但诱因很少包括内脏疼痛刺激，反而更多是与天气寒冷、气温骤变、酗酒、剧烈运动，甚至严重的精神刺激有关。

至于暴饮暴食，更容易导致的是急性胰腺炎，导致心肌梗死当然也有，但辛追的食道和胃解剖并未没有发现过多的食物残渣，说她死于一顿饕餮盛宴就太牵强了。

那么，杀死辛追的"真凶"究竟是谁？

仔细观察，帛画中的老妇人拄着拐杖，似乎举步维艰，而研究者连她右上臂陈旧性骨折都检查到了，却没有发现她的下肢有骨骼伤病的迹象，说明辛追不是因为腿脚存在伤病才需要依赖拐杖，而是因为全身性疾病导致她的综合体质严重下降，从而行动不便。

通过医学实践，笔者发现，身体肥胖、年龄四五十岁的病患，如果心脏血管出现复杂斑块、多个部位狭窄、多条血管病变，经常都合并糖尿病，而糖尿病是加速血管粥样硬化斑块形成的常见祸首之一！

从这个角度看，辛追很有可能是长期的糖尿病患者。

糖尿病是慢性疾病，本身不会立刻导致死亡，但糖尿病患者如果对血糖长期不予控制，会导致多个系统的慢性损伤。心脑血管自不必说，眼底和视网膜也会严重病变，重者失明，或许辛追依赖拐杖的其中一个原因就是视力严重下降。而当肾脏损伤到一定程度时，它的排毒功能甚至排尿功能就会丧失，病患会死于尿毒症。在辛追所处的时代，没有人知道血糖高低的意义何在，更无法进行监测，至于体内器官的慢性病变，以当时的医疗技术条件，对这些疾病更是一无所知！辛追生前罹患多种疾病，如果又长期被糖尿病这一慢性杀手纠缠，焉能不提前苍老？

糖尿病的急性并发症中，最常见的是酮症酸中毒。患者体内缺乏有效胰岛素，从而造成血糖升高，同时，脂肪会分解，引起高血酮和酮尿，伴随代谢性酸中毒及明显脱水，体内堆积过多的酸性代谢产物和废物，严重者会出现不同程度的脑水肿、意识障碍及昏迷，甚至导致死亡。酮症酸中毒的诱因一般包括感染、外伤等，在现代社会，贸然中断胰岛素治疗也是其中之一。

有没有一种可能是这样呢？辛追本身就被糖尿病折

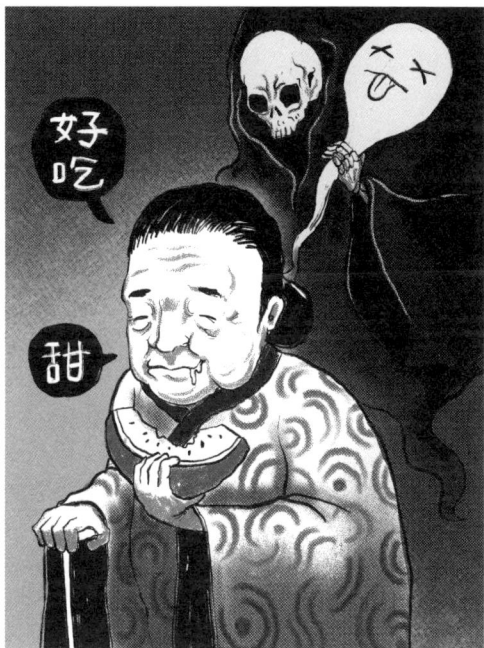

磨得苦不堪言，体内血糖高得一塌糊涂，她理所当然一无所知，并继续着高脂、高糖饮食，而这个季节成熟的甜瓜又让她垂涎欲滴、难以自控，于是一吃再吃。甜瓜不仅加剧辛追血糖升高，还由于卫生问题引起其胃肠道感染，诱发了酮症酸中毒，而仆人们仍旧一如既往地把甜瓜献给主人。她在半醒半睡中笑纳，却不知道死神已经悄然降临……

笔者在博物院参观时，看到辛追的陪葬食物真可谓洋洋大观，除了现代人常吃的牛羊猪鸡鸭（出土时只剩下骨头），还有一整只大天鹅的骨架以及斑鸠、雀、猫头鹰等动物的骨骸。看来这位夫人很有可能是嘴馋的美食家，可惜人到中年，摄入太多肉类毕竟对健康不利！其实不管是冠心病还是糖尿病，饮食习惯不良，都在发病环节中起到不可忽视的负面作用。

雍正的好哥们——铁帽子王的真实相貌

爱新觉罗·胤祥，1686 ~ 1730，避雍正帝讳（胤禛）曾改名允祥，清圣祖爱新觉罗·玄烨第十三子，是清朝有史以来第九位铁帽子王，世袭罔替。

哪一个才是十三阿哥

我偶然在一本清代人物肖像画册中看见一幅画，介绍的文字说这是当时著名画家蒋和绘制的《允祥像轴》。只见远处树影迷离，近景庭院优雅，梧桐树影婆娑，修竹郁郁葱葱，画中的主角允祥独坐小屋之中，傍着幽窗，眼神略带忧郁，似乎又悠然地望着远方，虽然案头上有书一卷，轻轻敞开，但他的心思显然并非在书上面。

允祥，即康熙帝第十三子，雍正帝（康熙帝第四子）最信任的手足、最依仗的股肱之臣，被封为和硕怡亲王，死后谥号曰"贤"。他的后代获得世袭罔替的特权，爵位也无须递降，也就是俗称的铁帽子王。

按清制，亲王的嫡系后代爵位一般会自动降低一等，儿子为郡王，孙子为贝勒，直至降到奉国将军、奉恩将军之类。不过，有若干功勋极大的皇亲国戚，他们的后人可以豁免这种代减，一直保持着一人之下万人之上的荣誉，此即世袭罔替。清军入关后，允祥是第一位非开国功臣而受封铁帽子王的显贵，享受这般殊荣，其后人一直在怡亲王的位置上坐到清王朝覆灭为止，真是难得！

允祥的确很有才干，在雍正朝长期主管户部，善于理财；曾受命总理水利营田，对直隶水利加意营治，开水田7000余顷；还曾负责会考府事务，统领圆明园禁军，筹办军务等，为雍正帝的文治武功奠定了基础。允祥为人、为政风格也有独到之处：荣宠不惊，敬谨持身，宽仁有加。雍正一朝，允祥始终恩宠不衰，他对雍正朝政局，以及对脾气暴躁、刻薄寡恩的雍正帝本人也产生了一定影响。

清朝皇亲国戚的朝服画像就如同我们现在的证件标准照，虽然当时还没有摄影技术，但西方立体人像画技法已经传入中国，这种技法描绘准确，西洋宫廷画师或他们的中国徒弟就承担这部分工作，因此，我们今天对雍正帝、乾隆帝等人的相貌并不陌生。相对的，中国传统画的视觉就比较二维化，尤其是山水画、人物画，着重的是轮廓勾勒，写意为主，细节上无法达到西洋画的精准。

允祥的传世画像身穿朝服，跟眼前画册上这般便装模样似乎有不少差距。画册上的主人脸形微胖，稍带中年人的几分油腻，而朝服画像的允祥则是双颊瘦削，眼神幽峻干练，不由令人怀疑这幅生活照上面的人真是允祥吗？

清宫题材电视剧大行其道之时，康熙、雍正、乾隆几位皇帝都是剧中的常客或关键角色，与他们关系密切的大臣、兄弟、子女、妻妾更是轮番粉墨登场，不少原本对清史不太熟悉的观众也对这些历史人物如数家珍。但论起剧情，真真假假，毕竟虚构成分居多。

参照传世画像，允祥似乎没有影视剧上那样英俊潇洒，而且细看不难发现他的眼神不仅忧郁，而且脸庞偏瘦，缺乏神采，让宫廷画师仔细描绘、刻意美化的画像居然是这副模样，看来真实的允祥并非身体健康的亲王，难怪他才活了44岁！

史书记载，青少年时期的允祥很得父亲康熙帝的宠爱，不但书读得滚瓜烂熟，而且擅长诗文，还勇武非凡，可谓文武双全。有一次，他陪同康熙帝狩猎，一只猛虎突然从树林中一跃而出，众人顿时惊慌失措，而少年允祥却手持利刃，奋不顾身扑向猛虎，此事被郑重写进史书，可见康熙帝对他的钟爱。

按照一般规律，即使允祥由于竞争对手太多、在兄弟中排序较后而无法获得皇位继承人的身份，也应该深受康熙帝重用、位极人臣才是，可事实上，允祥在康熙朝后期逐渐沉寂，不再像之前那样活跃。

一方面，康熙帝晚年深陷诸子夺嫡的苦恼与愤恨中，光是太子就被废立了两次。允祥虽然没有明确参与争夺皇位的缠斗，但难免被拉帮结派的几位皇子牵连其中，惹得康熙帝大怒，遂将其罢黜，不再起用。至于允祥到底犯了什么具体过错，史书上没有记载，或许是日后允祥在雍正一朝飞黄腾达、深受其兄雍正帝的宠信，让史官将其不良记录删除得一干二净。

上述这是传统说法，即牵连获罪导致失宠。

即使英雄也怕病来磨

另一方面值得注意的是，允祥的身体状况开始出现令人担忧的迹象。

康熙五十年（1711）六月初四，皇子胤祉等上了一道奏报"大夫治疗胤（允）祥毒疮情形"折，后附同年五月十日的大夫诊治书。据太医院外科大夫祁嘉钊奏：康熙五十年三月初一日，奉旨看十三阿哥恙，系湿毒结于右腿，膝上起白泡，破后成疮，时流稀脓水，原曾腿痛，时痛时止，一年有余，复出此恙，看外形皮薄毒浅，惟筋骨时常作痛，恐其内发成鹤膝风症。臣屡经此症，皆不能速效。

从这份诊治书中，我们至少可以推断出，允祥在康熙四十九年（1710）24 岁时就已然抱恙，日益严重，并于康熙五十年恶化。由于病症顽固，很可能纠缠了允祥相当长一段时间，也影响到他的一切户外活动，乃至日常生活、工作与休息。

《八旗通志初集》记载：圣祖（康熙）在热河，偶遣中使回宫。王（允祥）迎问起居，堕马脱胫，强自抑按，仍齐集请安，不自知其足之伤也。为了迎接从塞外回来的使臣，允祥居然不小心堕马，很可能当时就已经有下肢的疾病了。

另外，康熙帝身在塞外时就曾多次在朱批中询问允祥的病况，并表示出了担忧的心情。

也许，允祥糟糕的健康状况让他无法继续承担任何工作，也就自然从人们的视野中消失了，这说不定是父皇对他的保护呢！不管真相如何，这位本该大有作为的皇子在康熙生命的最后十年，暂时隐退了。

老皇帝去世，四阿哥胤禛继承大统。这位刻薄的雍正帝几乎对所有当年曾经参与夺嫡的兄弟、所有与他关系不睦的兄弟，都采取了严厉的打击报复手段。唯独对十三弟，依然保持着一贯的信赖和友善。在诸兄弟中，允祥与胤禛最为要好，虽不是同母所生，却亲如手足，《四库全书·世宗宪皇帝圣训》记载："忆昔幼龄，趋侍庭闱，晨夕聚处。比长，（胤禛）遵奉皇考之命，授弟（允祥）算学，日事讨论，每岁塞外扈从，形影相依"。这不仅仅是二人从小一起长大、关系密切，而且还因为允祥是胤禛政治上最忠诚可靠的伙伴。

胤禛登基，允祥从此风生水起，一下子成为兄长最倚重的大臣，终于可以一展政治才华了。

不过，他不知道自己的生命只剩下 8 年，而这 8 年，得在病体与日夜操劳中度过！

允祥被任命为总理事务大臣，并赐封怡亲王，成为雍正一朝的中流砥柱。在政事处理上，雍正帝认为：至于军务机宜，度支出纳，兴修水利，督领禁军，凡宫中府中，事无巨细，皆王（允祥）一人经画料理，无不精详妥协，符合朕心，无烦朕之指示，更在《赐怡亲王》诗中褒奖允祥："夙夜小心，以忠以诚，弼予一人"。这句诗以最简练的方式概括出了允祥在雍正朝位高权重还恩宠有加的最主要原因。

作为兄长依仗的重臣，允祥的责任心极强，他甚至会把库房的钥匙也带回家。他的儿子弘晓说，自己在晨昏定省之时，常见父亲将"军国重务"带回家料理，"手不停批"。雍正四年（1726），允祥生了重病，4 个月间断断续续不能痊愈，但他本身却丝毫没有闲着——4 月上旬忙着州府重新划分、官兵管理以及云南盐务事宜，4 月中旬和 5 月就亲自去勘探河道、进行水利绘图，6 月筹划将附近省份粮食调至福建以济民并清查当地亏空，7 月又出京研究如何新开河道、安排河工，真可谓鞠躬尽瘁！

雍正七年（1729）秋、冬，允祥已经病体难支了，雍正帝令太医院使刘声芳担任户部侍郎，就是为了让刘声芳在允祥身边，为其随时诊疗。但是，允祥仍尽力四处巡查，"往来审视"，费尽辛苦，"常至昏夜始进一餐"，过度疲劳加剧了他的病情。

次年正月初八，北运河青龙湾修筑减水坝，允祥还想去现场勘察，无奈"一病沉废，已矣何言"。3 个月后，即雍正八年（1730）五月初四，允祥病故，年仅 44 岁。对兄长，允祥可谓呕心沥血，甚至在弥留之际，也要亲手参与雍正帝百年后的陵园设计，难怪雍正帝评价他——"惟知有君，而不知有身"。

对允祥的去世，雍正帝是发自肺腑的悲痛，以致饮食无味，寝卧不安。本来雍正帝登基后，诸兄弟为避讳，将名中的"胤"

字都改作了"允"字。允祥薨后，为了突出自己跟允祥的情谊与别的兄弟不同，雍正帝破除皇帝名字的避讳，下令恢复其原名——胤祥，并令其配享太庙。

如此看来，从康熙帝晚年开始，允祥就一直患病，病情反反复复至少十几二十年，再加上过度操劳，一直处于不健康的状态，他的容貌瘦削是可以理解的。

那么，允祥到底得了什么病？他的身体状况为何如此糟糕？

神秘关节炎：鹤膝风

康熙五十年（1711）的时候，太医已经诊断过允祥右侧膝关节患有鹤膝风，这可是难以痊愈的疾病。

按照中国传统医学的说法，鹤膝风是指以膝关节疼痛、肿大、股胫肌肉消瘦为特征的疾病，形如鹤膝，常以各种症状描述或以其他病名散见在古籍中。如《黄帝内经·灵枢》云："膝膑肿痛。"隋代巢元方在《诸病源候论》中指出："小儿禀生血气不足，即肌肉不充，肢体柴瘦，骨节皆露，如鹤之脚节也。"《是斋百一选方》又云："或两膝肿大痛，髀胫枯腊，但存皮骨，拘挛，不能屈伸。"

有的病患缓慢起病，膝关节红肿，疼痛反复发作，病势缠绵，肢体活动减少，逐渐出现肌肉萎缩。有的起病急骤，膝部红肿热痛明显，常伴寒热交作，疼痛剧烈，夜间尤其明显。《疡科心得集》云："有发之暴者为水鹤膝，有发之缓者为旱鹤膝……寒热间作，膝之内外皆肿，色微红，热光亮，股形渐觉细小，此实邪也，为轻证。"《疡医大全》则说："若两膝内外皆肿，痛如虎咬之状，寒热间作，股渐细小，膝愈肿大。"

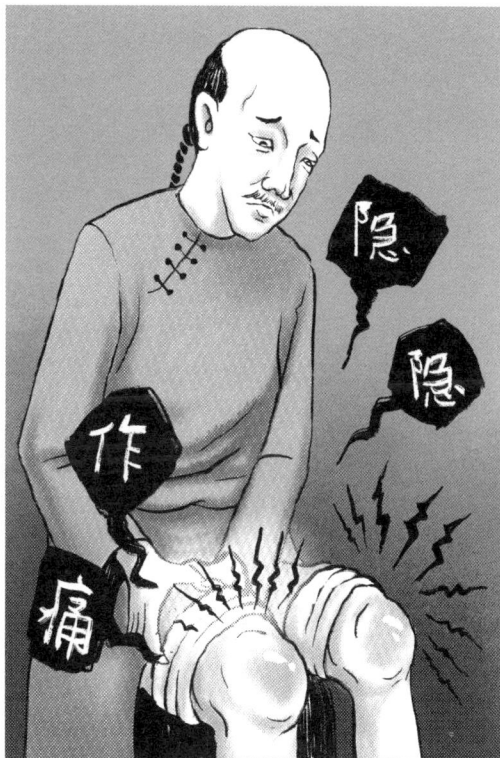

从现代医学的角度看，鹤膝风涵盖了风湿免疫科、骨科、感染科等科室的多种疾病，如风湿免疫科的类风湿性关节炎、骨性关节炎、脊椎关节炎、痛风性关节炎等，骨科常见的创伤性滑膜炎、色素沉着绒毛结节性滑膜炎，感染科常见的结核性关节炎、化脓性关节炎，等等。

当年太医的记载：系湿

毒结于右腿，膝上起白泡，破后成疮，时流稀脓水，原曾腿痛，时痛时止。此后，允祥的病情并无好转，全身状态每况愈下，如此看来，这膝盖上的疾病像是一种难以根治的感染性疾病！

在当时，青壮年之中最常见的关节感染性疾病大概就是结核性关节炎了。

结核性关节炎是由原发病灶（如肺、胸膜等）中的结核杆菌通过血液循环、淋巴液直接蔓延至骨、关节而引起的关节炎，多发于儿童和青少年（尤其是膝关节），是危险的传染病。在抗结核药物发明以前，骨与关节结核的治疗主要是休息、加强营养等有限的方法。抗结核药物的临床运用是治疗结核性关节炎的重要手段，不过在清代早中期，这类药物尚未面世，想要根治基本上不可能。

结核性关节炎起病隐匿，常伴有低热、盗汗、心悸、失眠、倦怠及体重减轻等全身结核中毒症状。初期，局部隐痛，转变为全关节结核时，疼痛加重，局部肿胀、压痛，活动受限，若关节内脓液增加或发生混合感染，甚至破溃流脓，局部疼痛亦加重。至后期，关节畸形，呈膝关节纤维性强直，疼痛反而消失。

当结核杆菌在体内得不到遏制和杀灭时，时间一长，就有向全身扩散的危险，进而耗尽身体的营养。难怪允祥的正式肖像画上，脸部瘦削，缺乏神采，似有病容。他最终极有可能死于结核导致的多器官受累、全身衰竭。

还有一点不容忽视，就是允祥晚年的心境是极端忧伤的。

为什么这样说？

原来，他深陷接连丧子丧女的痛苦之中。古代的幼儿夭折率和青年病死率相当高，哪怕是清朝皇室，也难以避免厄运，类似天花这样的传染病，可以在很短时间内置人于死地，而有效的预防手段则很少。像乾隆帝虽然在位时间最长，但他的子女能活到成年者也不多，以至于晚年的继承人选择很有限。

允祥的次女于雍正四年（1726）三月卒，年仅 20 岁。第九子阿穆瑚琅，雍正五年闰三月卒，年仅 2 岁。第八子绥恩，雍正五年（1727）七月卒，年仅 3 岁。第三子弘暾，雍正六年（1728）七月卒，年仅 19 岁。第六子弘昑，雍正七年（1729）二月卒，年仅 14 岁。

如此残酷的现实，哪能让允祥不悲伤？他的身体状况本来就很不理想，再加上这一连串精神打击，更是雪上加霜，加剧了病情恶化。

步步惊心，鞠躬尽瘁

回到原先的话题上，画册上的人物到底是不是允祥呢？

作画的人是蒋和，活跃在乾隆朝而不是康熙朝；画作的人物像是中年人，而作品题款却写"康熙五十九年"，那时的允祥还是青年人呢；另外，作品中出现"讷斋主人"的字样，史书记载，"讷斋主人"确有其人，也的确是怡亲王，但这位怡亲王是允祥承袭爵位的孙子——永琅。总之，一切自相矛盾，使得这幅画谜影重重。

诚然，允祥偶尔也有悠闲的心境，在《月夜》诗中，他云：

> 虚廊晏坐夜深深，偶得新诗喜独吟。
> 万籁无声风不动，一轮明月印波心。

不过，大多数时候，他恐怕都在与病魔苦斗，都在政治旋涡的边缘游走，或者都在忙于兄长的国是。因此，他的脸庞应该早早就刻上了瘦削的线条和苦闷的眼神——那是慢性消耗性疾病的折磨，再加上沉重的工作压力所致！由此，我觉得画册中的人不是允祥。

还有允祥内心深处不能说的忧郁，那就是兄长雍正帝的为人。尽管雍正帝对允祥之死曾哀婉说："朕因怡亲王仙逝，中心悲痛，虽强自排遣而饮食俱觉无味，寝卧皆不能安。"甚至认为允祥的离世是自己"有获罪于上天皇考之处，而夺我忠诚辅弼之贤王"。但不可否认，允祥只是他手中一件重要的工具，这件工具纯粹是为皇权服务的。当初，年羹尧、隆科多都是雍正帝的亲密重臣，雍正帝曾对年羹尧表达过许多热情洋溢的赞美，然而，一旦发现这些人不好使、不听话，他便翻手为云覆手为雨，将他们赶尽杀绝。

允祥不可能不知道这宫廷的险恶，不可能不知道兄长的反复无常，因此他必然是步步惊心，后半生如履薄冰，伴君如伴虎啊！

他也就只能投其所好，竭尽所能满足兄长一切合理和不合理的要求。活得这么累、这么郁闷，英年早逝，悲哀乎？幸运乎？

戏剧里的宰相——刘罗锅真的是罗锅吗?

刘罗锅,即刘墉,1719～1805,清代山东诸城人,
世代簪缨,是乾隆时期重臣,清代四大书法家之一。

知名度最高的驼背人

罗锅是中国北方的方言俗称,形容驼背之人或拱形之物。

那么,中国最著名的罗锅是谁?不少人会异口同声地说:
"刘罗锅!"

受知名电视连续剧《宰相刘罗锅》的影响,很多观众不但
以为清朝真的有宰相一职,还以为刘罗锅的原型——刘墉,真
的就是一个罗锅、一个瘦小的老头子。

刘墉,乾隆时期的重臣,其在荧屏上的形象基本上可以概括
为:聪明才子、智斗和珅、忠于皇帝却又敢于调侃皇帝、为官清
廉、为民谋利。然而,就容貌而言,不敢恭维,此人五官不佳,
身体瘦弱,没到老年就弯折了腰,一副未老先衰的模样。

电视剧从来就是编剧、导演发挥自由想象的试验田,同时
又必须迎合观众的欣赏心态、观赏趣味,以及普罗大众的价值

观。刘罗锅的形象，大概是受到民间传说的浸淫，经过编剧、导演和演员的夸张演绎，终于成为一代荧屏经典，深植于人们的印象中，就像关羽、张飞的形象一样，完全取代了历史上的真人实事。刘罗锅的形象如此深入人心，显然是民间的清官崇拜心理和喜剧观赏心理发酵的产物—— 一个其貌不扬的瘦弱男人，却拥有无限的智慧、学富五车的才华，还有灵活的手段、为民请命的胆魄。

但是，历史远比现实复杂得多。人们常常理所当然地认为宰相或丞相是皇帝身边一人之下万人之上的百官之长，这个认识与历史真相颇有偏差。其实，宰相或丞相仅仅是后人形容位高权重者的代名词，从宋代开始，政府机构大多数时间都不设置宰相或丞相一职。比如北宋王安石，后人往往把他说成宰相，但他实际上担任的是参知政事，只能说是具备宰相的部分职能。明、清两代，自从朱元璋废除丞相一职后，就再也没有这个职务名称了，取而代之的是内阁大学士、军机大臣等职，这些官员分摊了古代宰相的职能，而且同一时间，相同职务的还不止一人，显然并没有哪一位大臣能独步天下、总揽朝政。要知道，明、清两代的帝王已经把中央集权玩得炉火纯青，谁想独自专权都不容易，更不要说试图分割皇帝的权力，架空皇帝了。

刘墉，从曾祖父一辈开始就世代为官，尤其是父亲刘统勋更是乾隆帝倚重的大学士，比刘墉更有资格说是一代名臣。有了父辈的光环和荫恩，生于书香门第的高干子弟刘墉自然学识过人，仕途发展也大致顺畅。他于乾隆十六年（1751）中进士，历任翰林院庶吉士、太原府知府、江宁府知府、内阁学士、体仁阁大学士等职。虽然几十年宦海沉浮，中间有些波折，也多次因为过失受到乾隆帝的严厉批评，但看在他父亲的面子上，看在他清廉自守、忠诚勤勉、办事还算得力的份上，乾隆帝总体上待刘墉不薄，刘墉也得以善始善终。

值得一提的是，刘墉的书法造诣深厚，是清代著名的帖学大家，被世人称为"浓墨宰相"，是清代四大书法家之一。

话说回来，刘墉真的是驼背的人吗？

传世画像透露了真相

刘墉的写实容貌主要留存于《清代学者象传》一书中，此书将高官兼书法大家刘墉也一并当作著名学者，里头就有他的标准像。

《清代学者象传》是清代知名人物画像的集结，由叶衍兰、叶恭绰祖孙接力完成。有清一代，学者众多，画像尤富。广东人叶衍兰喜好书画，早在入仕之前就留意搜集历代名贤画像，入京为官之后，更"多见真本"，于是精选 171 幅画像，请顺天大兴人黄小泉加以摹绘，他则亲自为每位像主撰写小传，因而使大部分清代名贤的风采得以流传至今。

　　叶衍兰是晚清人士，出生时刘墉早已过世数十年，不过他肯定是看过刘墉的原版画像，才让人精心临摹存世的。从这个角度说，画册里的画像还是可信的。

　　画像上的刘墉蓄着浓黑的胡子，面貌清瘦，轮廓分明，双目有神且英气逼人，虽然是中年大叔的模样，却能想象出年少时的俊朗帅气，更重要的是，他身板挺直，气度不凡，只是一身便装打扮，却不怒自威，儒雅中透露着刚直的气质。这一切，跟民

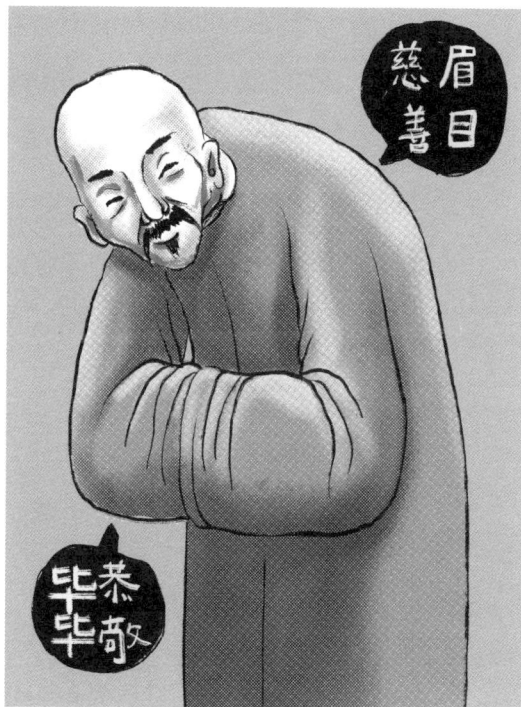

间流传和电视剧中塑造的形象，大相径庭，也丝毫看不出与罗锅有何沾边之处。

相传，刘墉的墓曾被破坏，有人发掘出他的尸骨，测量出墓主人的身高在一米八以上，而且看不出明显的驼背病理状态。如果这个传说也属实的话，那么刘墉一辈子大多数时候都应该是气宇轩昂的姿态，罗锅之名极可能是张冠李戴或子虚乌有了。

为什么好端端的俊男才子刘墉，会被矮化成驼背人呢？

有人推想，刘墉身材原本高大，但越是这样就越会产生想保持低调的心态，这是古人的中庸之道，更不要说在官场上、在皇帝身边工作了。从乾隆帝的画像推测，并综合分析其陵墓中尸骨的数据，大致可判断乾隆帝的身高不超过一米七，于是刘墉刻意稍稍弯腰、缩短脖子走路，虽略显谨小慎微，却不至于给同僚和皇帝造成某种心理上的压力，也让自己没那么张扬显眼。现实生活中，笔者身边不少高个子的确会下意识保持这种姿势，远远看起来似乎真有点年轻驼背的感觉。

又有人猜测，刘墉爱好书法，长年累月挥毫不辍，就免不了经常弯腰了，由此他留给一些人驼背的假象。的确，如果写字的姿势不正确，长此以往，确实容易造成胸、腰部肌肉和骨骼的异常，医学上叫脊柱变形，刘墉有没有发展到这个地步，我们不得而知。

最重要的解释是，刘墉这个"罗锅"外号来源于嘉庆帝。当乾隆帝去世的时候，刘墉也已经80岁高龄了，他比老皇帝年轻8岁，双双都是那个医疗水准低下年代的长寿明星。继位的嘉庆帝对刘墉印象很不错，尽管对方已是耄耋之年，仍信任有加，还不时委以重任。

嘉庆四年（1799）三月，乾隆帝刚去世不久，刘墉就被加封为太子少保，奉旨办理文华殿大学士和珅植党营私、擅权纳贿一案，随即嘉庆帝就处死了和珅。年底，刘墉上疏陈述漕政，对漕运中的漏洞体察至深，忧国忧民之情溢于言表，皇帝看后，深以为然。嘉庆七年（1802），皇帝驾幸热河，命刘墉留京主持朝政，此时刘墉已80多岁，但时人发现他仍"轻健如故，双眸炯然，寒光慑人"。不过，毕竟"廉颇老矣"，嘉庆帝还是发现刘墉的身板大不如前，这也是自然规律，无人可以抗拒，哪怕是乾隆帝这样的"十全老人"，也终究有驾鹤西去的一天。于是，嘉庆帝笑称刘墉为"刘驼子"，其实并无贬义，反而是带有几分惋惜和喜爱之情。

一个80多岁、垂垂老矣的人，有点驼背，就算在今天也实在不足为奇！

其实我们还应该想到，一个历史人物在民间得以广泛流传，必须也得迎合某种大众的审美心理，也就是说，这个人的外貌特征占了相当重要的比例——关羽要红脸兼卧蚕眉、丹凤眼，包公要黑脸、长须兼额头月牙儿，诸葛亮要羽扇纶巾，程咬金要一脸络腮胡加鲁莽……这些外貌特征原本跟历史人物相距甚远，但承载着民间对他们的形象以及特长的认定，便从此定型了。刘罗锅被后人想象成严重的未老先衰，并不是丑化他，恰恰相反，这是反衬他为官刚正清廉，带有褒奖色彩。而且，一个驼背老头子的形象，比起那个真实的、威严的，甚至带有些许刻板的刘墉，更可爱，更接地气，更让平民接受，这样的喜剧造型也必定是人们喜闻乐见的。

那么，老人的驼背为什么就难以避免呢？这是一种自然规律吗？

驼背，老年人的困扰

弯腰驼背常常是老年人的典型特征，这和骨骼的解剖结构以及老年人的内环境变化有关。

从骨骼的结构说，人的脊柱呈 S 形略微自然弯曲，保持着直立、挺拔的体态，维持人体的正常功能，同时也是人体负重的主要支撑部位。脊柱由一节节椎骨组成，犹如竹子一般，椎体主要由蜂窝状的松质骨组成，靠近身体前方的椎体部分，其松质骨的含量较靠身体后方的为多。当老年人由于缺钙等多种原因出现骨质疏松时，松质骨最先发生骨质疏松，骨小梁也会变细变薄、断裂、出现空洞，甚至数目锐减，导致骨骼的强度下降，松质骨内也会发生微小骨折，即压缩性骨折。骨折发生后椎体会短缩，靠身体前方的椎体较后方的椎体受压迫短缩得更多、更明显。此时从侧面看，长方形的椎体就成为楔形，呈前短后长的状态。如果多节椎体都发生同样的骨折，人的脊柱就会明显向前弯曲。随着骨质疏松的发展，被压缩的椎体越多，压缩的程度越厉害，驼背就会越严重。

老年人的驼背严重影响了其生活质量，会造成腰背疼痛、行走不便。由于胸廓变形，可能压迫到心脏和肺部，还会出现胸闷、气短、肺活量减小，甚至引发肺气肿。不过，由于驼背是随骨质疏松的发展而形成的，是渐进的，由轻微到明显可能会经过很多年的时间。开始时，人们都不太在意，一旦形成驼背，再行治疗为时已晚，而在古代，古人不可能懂得驼背的原因，也根本就不存在矫正和治疗方法。

在现代，补钙防治骨质疏松的观念已深入人心。但是大多数人都不了解老年人单纯补钙并不能解决骨缺钙的问题。食物中的钙通过胃肠道吸收，进入血液，要在人体各种激素和物质的催化作用下，才能被骨骼吸收，而老年人血液里的钙不但不容易被吸收进入骨骼，骨骼内的钙还不断向血液中流失。在这种情况下，老年人吃再多的钙，都不能使钙有效进入骨骼，成为坚固的支柱。天长日久，老年人患骨质疏松就慢慢不可避免了。因此，要预防和治疗骨质疏松，应优先从老年人的骨钙代谢入手，进行综合防治。

而在古代，除了这些基本因素外，由于结核病经常大范围流行，结核杆菌入侵人体是常有的事，这些细菌不仅会破坏肺部形成肺结核，也会侵蚀人的脊柱，形成脊柱结核后凸畸形。于是，脊椎随之越加脆弱，压缩性骨折也就越加严重，一旦形成驼背就不可逆转，无法恢复如初了。

所幸的是，刘墉暮年之前，应该没有如此严重的驼背，否则驼背跟相貌不佳一样，哪怕你门第再高，在古代都会明显影响进入官场的机会。

东汉末年时，"凤雏"庞统和汉中张鲁的下属张松，都空怀一身本领，虽的确有过人之处，但前者入仕困难重重，后者被曹操冷眼嘲讽、拒之千里，原因无他，都是因为长得太丑。

古代官员的入选条件之一，必须是体态正常、五官端正，最好是英武潇洒，考官也会对容貌较好者高看一眼。如果第一印象很糟糕，哪怕再有名人推荐、成绩再好，也会名落孙山，这虽然有以貌取人的嫌疑，但延续千百年的传统观念，在清朝，绝大多数都保留着。

虽猝死却可谓之福报

嘉庆九年（1804），刘墉于北京驴市胡同家中逝世，享年86岁。去世前两天，他还曾到南书房值班，夜间招宾客饮宴，"至晚端坐而逝"。据《啸亭杂录》记载，刘墉死时"鼻注下垂寸余"，暗合佛语中解脱之意，可说是寿终正寝、功德圆满。刘墉死后获赠太子太保，谥号"文清"，入祀贤良祠。在嘉庆帝眼中，他无愧为名臣。

在严寒的季节毫无先兆地溘然长逝，笔者首先想到了心脑血管疾病。

一个耄耋老人，心脑血管很可能已经出现狭窄的情况，在酒精的刺激和寒冷空气的影响下，血管突然收缩，导致狭窄部位瞬间闭塞，由此导致心肌梗死或脑卒中。

以发病的迅猛程度看，心肌梗死会明显高过脑卒中。脑卒中从发病到死亡，一般会持续一段时间，甚至拖上好几天，发病初期还可能出现肢体偏瘫、头痛头晕或言语不灵的病状。由此可见，刘墉中风而死的可能性不大。

若是大范围的心肌梗死，心脏由于骤然缺血，会引起心室颤动，导致无效喷血，等同于心脏停跳，这种情况下如果几分钟内不进行抢救，死亡率极高——在古代，必死无疑！因此，猝死大多跟心脏病有关。而病患在如此短的时间内离开人世，也的确没有受到多大的痛苦折磨，在古人眼里，算是无疾而终了。

即使在今天，很多从事医疗行业的朋友都认为，高寿者因为心脏病猝死，其实算是福报。

刘墉一生都在官场摸爬滚打，他是那个时代的典型官僚，恪守官场的游戏规则直到终老，他没有真的像电视剧里的角色一样：疾恶如仇地与和珅斗法，刚强正直地与乾隆帝面对面过招。他所做的，无非是顺应皇帝的旨意，执行皇帝的命令，维护清朝的统治，乾隆帝制造的文字狱，他同样参与。只是，他确实清廉、能干，也肯为老百姓办实事，官声甚佳，在那个污浊的年代已经很难得了。他无痛苦地高寿离世，也许真是冥冥中的福报吧！

一视未必同仁——皇帝也有视力困扰

清高宗爱新觉罗·弘历，1711～1799，清世宗爱新觉罗·胤禛第四子，清军入关后第四位皇帝，年号"乾隆"。他是中国历史上寿命以及实际掌权时间最长的皇帝，自封"十全老人"。

皇帝的角色扮演

在一幅清代的乾隆帝画像中，笔者看到了中年时期的乾隆帝容貌。他学老爸雍正帝那样玩起了角色扮演——故意穿着宽袍大袖的汉服，头戴明代士大夫的布冠，举目深思，一手握着毛笔，一手捏着胡须，案上笔墨纸砚等文具摆放得像模像样，俨然一位高士正在酝酿诗文创作。乾隆帝让画匠对他进行摆拍，于是便留下了这幅奇特的画像。

自从入关之后，清代帝王就对汉文化极其崇尚，造诣也颇深，乾隆帝就是其中最有代表性的。据说，他除了对四书五经等经典烂熟于心之外，在文学上也颇有建树，一生赋诗4万多首。虽然大多堆砌累赘，味如嚼蜡，且没有一首能达到脍炙人口的境界，但好歹也显示出他对汉文化的无限敬仰。

画像中的乾隆帝，眉毛、胡须略显稀疏，脸部肌肉稍有松弛，但皱纹不明显，对照青年和老年时代的画像，估计这幅作品画于乾隆帝40多岁的时候。画匠的手法颇为娴熟，虽然乾隆帝极力显示自己的优雅和悠闲，但双目疲倦的实况，画匠也如实反映，栩栩如生，以至于我们觉得画中的乾隆帝有点刚睡醒的慵懒模样。难道是乾隆帝真的孜孜不倦地读书写作，或呕心沥血地批阅奏章，导致如此疲态？

仔细观察他案上的物件，都是文人墨客的必备之物，文房四宝——笔墨纸砚，甚至镇纸、调墨的水注、精美古雅的古玩一应俱全。不过，对于18世纪的中年人来说，似乎又少了一样东西。

中年人常年用眼，视力的衰退是不可抗拒的自然规律。况且，乾隆帝既要学父亲雍正帝和爷爷康熙帝那般勤政，又要研习汉学、不停地进行"文学创作"，更要把剩余的心思都放在把玩、研究古董上，哪一样不是耗费精力和折损视力的活儿啊？不把眼睛折腾得酸痛流泪才怪呢！而古代的照明只靠微弱的蜡烛之光，这也是对视力的极大挑战。

老花眼与顽固脑

眼睛老花，是自然规律，即使是九五至尊也无法抗拒。

笔者曾参观过澳门艺术博物馆的乾隆漆器精品展，对展品中一款设计前卫的乾隆眼镜漆盒印象深刻——外形两圆相交，下层泛黄，上层鲜红，内壁髹黑漆，以金彩描绘蝙蝠，铭文为"五福宝盒"。一副玳瑁框架的眼镜缀有两块水晶，历经 200 多年依然闪闪发亮，赫然躺于其中，正是乾隆帝的老花眼镜。

可以想象，老人家在昏暗的烛光下，戴着这副眼镜欣赏历朝历代的书法杰作，把玩稀世的珍宝古董，兴味盎然之余提笔赋诗几首，命造办处刻于心爱器物上，顺便又拿起印章毫不留情地在古代名画上留下鲜红的印记（有损伤文物之嫌），彻底陶醉在自己的精神世界里，沉浸在全盛帝国的迷梦中。

和大多数能干的人一样，乾隆帝刚刚接管清朝时也是精力旺盛、记性超群。此外，他有一点是我们很多现代人不具备的，就是视力完好无损。当时，人们对近视眼的发病原理还不甚了了，近视眼镜还没有普及，而老花眼镜这种设计原理比较简单的辅助工具在中国已经开始流行了。清朝时，近视的发病率远远低于现代。乾隆帝年轻时精于骑射，留下不少画像，看得出他继承了满洲人善于弯弓搭箭的本领，每次狩猎都收获颇丰，不像有近视的困扰。

不过，乾隆帝自命不凡，对于当时已经流行的老花眼镜很瞧不上，自称到了中年仍"披阅章奏及一切文字未尝稍懈，有以眼镜献者，究嫌其借物为明，仍屏而弗用"，认为借外物增加视力，治标不治本，有本能的抗拒心理，能不用就尽量不用。

随着时间的推移，神清气爽会一步步地远离中年人的世界。拒绝了老花眼镜的帮助，乾隆帝的工作效率逐渐下降，导致加班加点，费时无限，更要命的是，他的业余爱好也大受影响。政务可以放下，但古董字画、花鸟鱼虫、吟诗作对须臾不能离。不得已，乾隆帝还是慢慢接受了老花眼镜，但他只是偷偷使用，除了身边服侍的贴身太监，少有人能被允许看到他戴眼镜。至于画匠，更加不允许在乾隆帝的画像上留下眼镜或眼镜盒的痕迹！

虽然明知老花眼镜的功效，而且自己也离不开这玩意儿，但乾隆帝还是很不甘心，对此怀有深深的抵触情绪。他写诗说：老年所必须，佩察秋毫细。然我厌其为，至今未一试。他又强调：赖彼作斯明，斯明已有蔽。意思是，佩戴眼镜来达到明目的效果是借物所致，而这也使眼睛本身被镜片所掩盖，就算目明也是虚假的。

到底是眼镜让真实世界变得虚假，还是造作情绪和顽固态度让好面子的乾隆帝显得虚假？

人只会一天天衰老，但心态则不一样，有的人越活越明白越开放，有的人却越老越死板越顽固，乾隆帝显然属于后一种。即使到了"余昔年喜作蝇头细书，令所藏卷册甚多。近作忆昔诗，仍书册尾，目力颇觉逊前矣"的天地，即使明明离不开老花眼镜，他还是说："我兹逮古稀，从弗此物凭。虽艰悉蝇头，原可读论孟。"对于眼镜，表面上还要装出不屑的态度。直到走到了生命的尽头，他在88岁高龄时写下了一生中最后一篇眼镜诗：

古稀过十还增八，眼镜人人献百方。
借物为明非善策，蝇头弗见究何妨。

对帮了自己大忙的眼镜，乾隆帝至死也不能做出客观公正的肯定评价，不知道如果身为得力助手的老花眼镜有生命，该作何感想。

明末清初，许多现代意义的老花眼镜还是由西洋进口，后来才慢慢国产化。对眼镜又爱又恨、又赖又弃，恰恰说明乾隆帝代表的"天朝上国"妄自尊大、刚愎自用、执而不化的态度，以及试图掩饰自身机能衰退的力不从心、自欺欺人。当时很多中国人都怀有与乾隆帝相似的心态。

令人感慨的是，乾隆帝的父亲雍正帝，却一生对眼镜情有独钟，未曾带有半点负面情绪，不像儿子那样，受了眼镜的好处还一脸的鄙夷。

清宫史料披露，康熙帝在得到两广总督进献的水晶眼镜（老花眼镜）后，试戴感觉不错，便赐给了当时还是皇子的胤禛（即后来的雍正帝）。年近中年的胤禛，似乎眼睛老花的速度比较快，说戴了父皇御赐的眼镜后才变得"精明"，办公效率大为提高，简直如虎添翼。后来，雍正帝佩戴的眼镜全由内务府造办处制作，造办处档案详细记录了雍正帝有关眼镜的不少旨意，如"将水晶、茶晶、墨晶、玻璃眼镜，每样多做几副，俱要上好的""照朕用的眼镜，再做十副"。据不

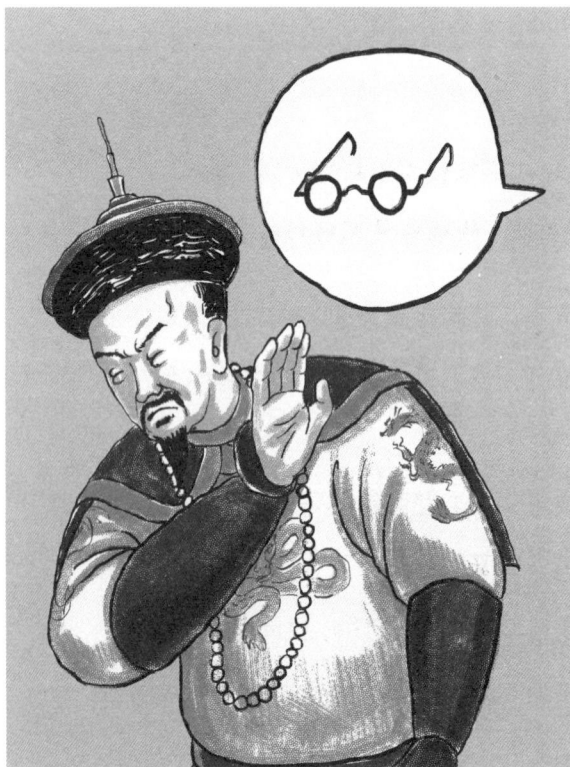

完全统计，造办处为雍正帝专门订造的各式眼镜达 35 副之多。雍正帝把这些眼镜安放各处，每到一地，随手可取，信手拈来，经常起居的紫禁城与圆明园，甚至他的銮轿，都放有御用眼镜，恨不得御厨也备上一副。雍正帝的审美情趣不低，生活品位不俗，对眼镜款式的要求自然就很高了。

历史到底给清朝开了一个玩笑。雍正帝恐怕是清朝乃至中国历史上所有帝王中最勤政的一个，除了把玩艺术品和修炼丹药外，似乎没有过多私欲和其他爱好，每天殚精竭虑、工作不停，批阅的奏章堆案盈几，只有新年与生日才稍事休息，为清朝呕心沥血工作了 13 年就匆匆撒手人寰。这位"工作狂"对眼镜的偏爱，大概纯属出于对工作效率的刚性追求，反倒没有其子乾隆帝那么多条框偏见、陈规陋矩、陈腐思维。如果儿子不如父辈开明，这样的朝代还能有多大活力？

看来乾隆帝老年的昏聩，不全归咎于他的老年痴呆，至少部分归因于此君的眼界、学识和胸襟。就政治素养而论，他远不及祖父和父亲。在历史的浮光掠影中，他更像个富家公子，享受祖上积累的财富、过上有质量的生活才是他的首要之务。难怪啊，现在有些人充其量是富二代、富三代，就已经不学无术，只知追逐声色犬马，人家乾隆帝可是富六代呢（从努尔哈赤算起）！

谁都躲不掉老花眼

雍正帝、乾隆帝中年之后在读书写字时吃尽苦头，都是因为得了老花眼。

老花眼镜是凸面镜，与放大镜类似，配制工艺不算复杂，可以大致配出镜片供人使用（如康熙帝把眼镜赐给雍正帝，效果立竿见影），视力未必全然纠正，但由于能放大字图，总比没有戴要好；而近视眼镜则不然，它是凹面镜，需要一对一地进行视力检测后才能制出适宜的镜片，同一镜片很难适用不同的人。

老花眼是正常的生理现象，严格来说不是病，也不是老年人才有。人到40岁以后，随着眼部的晶状体弹性变差逐渐硬化，睫状肌调节能力减弱，人眼的视轴调节能力下降，只能通过调节眼睛与所视物体的距离，对近处的物体必须移远才能看清楚，这时的眼睛状态就称为老花眼。

老花眼主要有两大表现：第一是近距离阅读困难。阅读时需把书本拿远，或需要在光线强的地方才能看清。第二是视疲劳。随着调节力减退，阅读的需求接近调节力极限，阅读时几乎要动用眼睛全部的调节力，导致不能持久用眼，容易发生眼胀、头痛等视疲劳症状。

历史上很多名人都有视力问题。

宋人叶梦得的《石林燕语》记载："欧阳文忠（修）近视，常时读书甚艰，惟使人读而听之。在政府数年，每进文字，亦如常人。"在宋仁宗至和二年（1055），48岁的欧阳修就作诗曰："病目故已昏，墨不分浓淡。"57岁时，他在《乞外任第一表》中称"惟两目之旧昏，自去秋而渐剧，精明晻蔼，瞻视茫洋，冬春以来，职业多废"，后来发展到《乞外任第二札子》中记载的"日益昏涩，看读文字，艰难忧虑，职事旷废，有误国家"，以及《乞寿州第一札子》中记载的"两目气晕，尤更昏然，仅分黑白"，除了影响他吟诗作文，还严重干扰了政务工作。很难说欧阳修是近视还是老花眼，但发展到"仅分黑白"，不禁让人怀疑他是否合并了青光眼。

北宋政治家兼文学家、史学家司马光大约在45岁的时候开始竭尽全力撰写《资治通鉴》，费时19年。司马光编《资治通鉴》时，居家极其简陋，夏天闷热难堪，汗水常滴在草稿上，只好请匠人另辟一地下室避暑，夜以继日在地下室查阅数据并著书立说，长期在艰苦环境中过度用眼，必然加速视力损耗。

宋神宗熙宁三年（1070），司马光51岁，给皇帝的奏折中说自己"素有目疾，不能远视"，实在不能胜任"枢密院副使"一职。看来，司马光原来可能就是近视，经过数年的艰苦著书，视力更差了，到了中老年之后又合并了老花眼。

司马光晚年在诗中感叹：昏花病目不自惜，服膺盥手书一能。《资治通鉴·进书表》记载，书成之后，他给皇帝进表说："臣今骸骨癯瘁，目视昏近，齿牙无几，神识衰耗，目前所为，旋踵遗忘。臣之精力，尽于此书。"司马光确为《资治通鉴》付出大量心血，成书不到两年，便积劳而逝。

戴眼镜，不羞耻

人可以预防近视，可以尽量避免其他眼科疾病，但终究不能闯过老花眼这一关。

老花眼者要想在原来习惯的距离上视物就必须佩戴老花眼镜进行视力矫正，视野才能重新回归清晰，否则就得别扭地把事物推离自己才能奏效。毫不夸张地讲，老花眼镜是每个人步入中年后的第二双眼睛。老花眼度数与年龄相关，例如，45岁时老花眼是 +1.50D（即150度）左右；到了50岁，不管你戴不戴眼镜，老花眼都会增加到 +2.00D（即200度）左右。

倘若已出现了老花眼，像乾隆帝那样讳"疾"忌医（老花眼也未必算是疾病），强撑着想少戴老花眼镜，导致睫状肌精疲力竭也调节不了，一定会加重视力困难，产生头昏、眼胀等许多症状，影响生活和工作，这是很不明智的。所以，老花眼镜当配即配，不要延误。年龄增长后，原先配的老花眼镜度数不够了，也要即时更换，长时间佩戴不合适的老花眼镜，不仅会给自己的生活带来诸多不便，还会加速眼睛老花的进程。

中国早期眼镜的图像及实物存世不多，中国国家博物馆所藏的明代画作《南都繁会图》中，就可见当时南京街头一老者戴着眼镜。

其实，明代时眼镜就已在士大夫之中使用。明人田艺蘅在《留青日札·叆叇》载："提学副使潮阳林公有二物，如大钱形，质薄而透明，如硝子石，如琉璃，色如云母，每看文章，目力昏倦，不辨细书，以此掩目，精神不散，笔画倍明。中用绫绢联之，缚于脑后。人皆不识，举以问余。余曰：此叆叇也。"叆叇，原指浓云遮日，在明代就是眼镜的代名词。文中提到的林公，很可能就是佩戴了较原始的老花眼镜。

随着西方技术的传入，明代不仅出现了眼镜，而且明末清初时苏州还出了一位杰出的技师，名叫孙云球，据说他能按

人的年龄和不同的视力程度研制老花眼等镜片，并编制了一套
"随目对镜"的验光方法用以验目配镜。孙云球留下一部名为
《镜史》的科技著作，对推动后世眼镜工艺技术起着不可估量
的作用。

可见，眼镜对乾隆朝的人来说，早就不是什么新鲜事物。
然而，乾隆朝的守旧派，还是死抱着"保养元气，养出精光"
的护眼信条，名为遵循中华传统，实质上不过是戴着有色眼镜
窥视外来先进事物，内心的自卑和盲目的自大，极不协调地混
杂其间，看不清世界潮流，看不清历史规律，看不清王朝隐患，
终于为这个古老的国家种下了祸根。

从某种意义上说，不是年老和疾病剥夺了乾隆帝的视力，
真正剥夺他"视力"的，是他冥顽不灵的脑筋、刚愎自用的性格。

悲情天子——避暑山庄的游魂

清文宗爱新觉罗·奕詝，1831~1861，清宣宗爱新觉罗·旻宁第四子，清军入关后第七位皇帝，年号"咸丰"。在位期间先后爆发太平天国运动和第二次鸦片战争，驾崩于承德避暑山庄。

龙脉自此断绝

清朝到了咸丰帝这一代，悲剧性地迎来了皇室的传承转折点，他是清朝最后一位通过秘密立储方式继承皇位的君主。原因很简单，从他开始，后续继位帝王的体质都相当差，而且生育能力急剧下滑，寿命也跟前代相比明显缩短。

咸丰帝只活了30岁，育有2子，长子同治帝载淳仅仅活到19岁，次子生下来就夭折。同治帝无子，去世后由堂弟载湉（光绪帝）继承大统。光绪帝享年38岁，无后。最后继位的是侄子宣统帝溥仪，他也无后。

清朝皇帝的后代繁衍萎靡，自然不需要再担心发生前代诸皇子争夺皇位的惨剧，于是秘密立储便毫无意义可言。想想康熙帝、乾隆帝儿女数十人，在位时间又超长，雍正帝、嘉庆帝、道光帝也子嗣昌盛，相比之下，咸丰帝之后清朝逐渐走向衰落。

咸丰帝，爱新觉罗氏，名奕詝，为道光帝第四子，是清军自入关以来的第七位皇帝，19岁登基。他才能平庸，还生不逢时，当时的清朝已经日薄西山，咸丰帝刚继位，酝酿已久的太平天国运动一举震动全国，清廷一度摇摇欲坠。

不久，第二次鸦片战争爆发，清廷与英、法交战失利，又被沙俄趁机掠去东北大片领土。1860年，英、法联军进攻北京，咸丰帝下诏对两国宣战，命骁勇善战的蒙古铁骑御敌，无奈清军装备落后、战法原始，再次一败涂地、全军覆没。最后北京沦陷，圆明园、清漪园（今颐和园）等被焚掠，清廷被迫与列强签订一系列不平等条约。咸丰帝在京师陷落前仓皇逃往热河（今承德），1年后，即1861年8月22日，咸丰帝崩于承德避暑山庄的烟波致爽殿。

那么，咸丰帝的健康问题出在哪里？

先看看咸丰帝的长相。

咸丰帝的朝服画像是流传最广的御容。此外，根据内务府档案的记载，如意馆画士沈振麟曾在同治年间绘制了两幅咸丰帝圣容。这两幅圣容均先画稿，呈览给恭亲王和两宫皇太后后再进一步修改。画像上的咸丰帝，脸容瘦削，皮肤白皙，文静有余而勇武不足，甚至眼神抑郁，看起来就像打不起精神，整个状态隐隐约约让人觉得有点弱不禁风。

咸丰帝在众清帝中的口碑并不好，历史上也颇有争议。民间关于他纵情声色，甚至抽鸦片的传闻很多，认为荒淫无道的生活早就掏空了帝王的身子，加速了他的死亡。

不过，哪怕这些传闻是真的，究竟是何种疾病仍值得商榷，因为"荒淫无道"不过是加速他死亡的诱因而已。

死也不想回京

咸丰帝的身体自幼就不太好，早早就和病魔交过手了。

《道咸以来朝野杂记》记载："文宗体弱，骑术亦娴，为皇子时，从猎南苑，驰逐群兽之际，坠马伤股。"身体本来就不太好，还骑马摔伤了腿，真是祸不单行。更糟糕的是，他小时候还得过天花，像祖先康熙帝一样，侥幸存活后留下满脸麻子疤痕，当然这些都不允许在传世画作上表现出来。

我们大致能判断，咸丰帝的身体素质原本就比较孱弱，禀赋不好。

咸丰帝驾崩的承德避暑山庄是一块宝地。承德，古称热河，清朝时期这里水草丰美、山林茂密，而且人迹罕至，最重要的是，气候温和、夏日凉快怡人，对比北京的酷暑，这儿就是天堂。康熙帝在此地首建行宫，并在周边开设围猎场所，常常兴师动众带领八旗子弟和清朝官兵前往草原打猎、练兵。热河距离京师300多千米，不算太远，清朝皇帝们自康熙帝之后也经常借着打猎之名前去度假，有时居然一去就几个月甚至半年，康熙帝、乾隆帝还几乎年年都去，同时处理政务。那座著名的壮丽行宫就是承德避暑山庄，经过乾隆帝的扩建和优化，又揉进了不少南方景致，比起圆明园也不会太过逊色。

然而，风景绝佳的避暑山庄也不是给每个清朝皇帝都带来福祉，咸丰帝的爷爷嘉庆帝就是长途跋涉到达山庄后立刻病倒，很快撒手人寰，疑似中风逝世。

咸丰帝托词说是"木兰秋狝"，实际上是逃难而至，心情当然完全不一样。他沮丧、恐慌、悲愤，这些严重的负面情绪自然都容易造成健康状况的恶化。

尽管京师的战火不久就平息了，洋人也没有进一步追击，表面上是签约之后就会迎来短暂的和平。但咸丰帝没有离开避暑山庄，直到一年后死去，也没有离开半步。自从他死后，这座偌大的庄园就彻底败落了，咸丰帝的后继者不再莅临这块宝地，山庄从此杂草丛生、自生自灭。

咸丰帝不回北京，原因相当复杂。他对占领紫禁城的洋人依旧心怀疑虑和畏惧，对北京的情况半信半疑，对留守京师的六弟恭亲王奕䜣也颇多猜忌。同时，他越是住下去就越是迷恋避暑山庄，对悠闲生活的依恋与日俱增。在这里，他可以豁出去享乐，再没有像在北京紫禁城里那样受到种种条条框框的限制，也少了大臣、太后苦口婆心地劝诫，他彻底陶醉在戏曲、美女和美景之中，乐不思蜀了。此外，他还特别厌恶西洋使节在北京等候他亲接外交文书这一繁文缛节，与洋敌共处一室简直有损他无上的尊严！

最后不得不说的是，咸丰帝身体每况愈下，也许回北京已经力不从心了。

很多影视作品都反映过清朝皇帝喜欢喝鹿血治病或保健，最早是20世纪80年代的电影《火烧圆明园》。影片中，梁家辉扮演咸丰帝，有下属为其生取鹿血。做法是将鹿驱赶到一处，将鹿头固定住，以特制的锯子锯开鹿茸，再摆个碗在下面接血，每日送到皇帝面前供其饮用。

《清稗类钞》由晚清遗老徐珂所编撰，对研究清朝文史颇具价值。数据大半由作者历年阅读时随手札记而成。其中有一段记载："文宗御宇时，体多疾，面常黄，时问医者以疗疾法，医谓鹿血可饮。于是养鹿百数十，日命取血以进。迨咸丰庚申，英法联军入京，焚圆明园，徇协办大学士肃顺等之请，幸热河。肃顺辈导之出游，益溺于声色。辛酉，咯疾大作，令取鹿血以供，仓卒不可得，遂崩。"

清朝的官方史书不会记录皇帝的具体病因、死因，一些历史细节只能通过民间野史进行推敲，然而这段记载似乎把鹿血捧得神乎其神，实情到底如何？

鹿血能救命吗

承德一带和东北的白山黑水一样，盛产各种鹿，尤其是梅花鹿。直到今天，去承德的游客都会在当地接触到大量鹿制品，比如饭菜有鹿肉、鹿羹，保健品有鹿血酒、鹿鞭酒，工艺品有鹿皮袋子、鹿皮坐垫，等等，举不胜举，满族文化，比比皆是。

而骑射和吃鹿，原本就是满族人的特色。

清代皇帝爱吃鹿，主要是继承满族祖先的习惯。故乡东北地区天地严寒、森林浓密，最适合鹿群生长，肥美的鹿成为重要的肉食来源。入关以后，满族人大口吃肉的爱好不变，而且受到汉文化的影响，把和"禄"同音的鹿当作吉祥的象征，更是喜爱有加。何况，汉文化中的烹调技法极其高超，让原本就美味的鹿肉越发让帝王们欲罢不能。清代吃鹿的场合包含宫廷宴会、皇帝御膳，饭桌上摆各种鹿料理就不用说了，祭祀祖先的时候也要放几盘鹿肉；表示孝心的时候，皇帝要送点鹿肉给太后；给后妃赏赐几盘鹿肉，也是皇帝表达爱情的方式。

康熙帝年迈时，曾回首一生的打猎成绩，说到老虎、熊罴、豹子等，都能精确到几百、几十，如数家珍，唯独鹿打得太多了，数不胜数。

鹿的确浑身是宝，但对鹿血的使用，并不是满族人的专利。

中国养鹿的历史大约可以追溯到河姆渡文化时期，而在商代，就有了鹿苑，专为王室贵族提供鹿肉等物品。

鹿血的功能和主治较早见于唐代孙思邈所著的《备急千金要方·食治》：生血，治痈肿。之后，苏敬在《唐本草》中说，鹿血"主狂犬伤，鼻衄，折伤，阴痿，补虚，止腰痛"。明代李时珍所著的《本草纲目》总结了鹿血的医疗作用：主阳痿，补虚，止腰痛、鼻衄，折伤，狂犬伤，和酒服治肺痿吐血，及崩中带下。诸气痛欲危者，饮之立愈。大补虚损，益精血，解痘毒、药毒。鹿血在中国传统医学临床上有重要地位，在民间亦被广泛应用。有学者认为，鹿血在治心悸、失眠、健忘、跌伤、风湿和类风湿及抗衰老等方面的疗效突出。

现代医学表明，鹿血与牛、马、羊、鸡等动物的血液成分相比的确有较大差异，其含水量约为80%，有机物约占16%，其中主要是蛋白质。蛋白质中富含多种氨基酸及酶类，还含有脂类、游离脂肪酸类、固醇类、磷脂类、激素类、嘌呤类、维生素类和多糖类等，此外也含多种有益微量元素。特别是鹿血中还含有γ-球蛋白、胱氨酸和赖氨酸、超氧化物歧化酶和谷胱甘肽过氧化物酶，以及与心脏机能相关的肌酸激酶、α-羟丁酸脱氢酶，等等。

这些成分影响着鹿血的药理作用，因此，认为鹿血成分与其养血益精、行血祛瘀、消肿疗伤、补血、延缓衰老、增强免疫力，以及治疗心悸、失眠、健忘等功能息息相关，并不完全是迷信。

按照这种解释，咸丰帝酷爱服用鹿血，也是有历史依据和科学道理的。

不过，难道咸丰帝真的喝掉足够的鹿血就不至于"仓卒而崩"吗？

王朝丧钟将鸣

鹿血的使用方法其实不少，有鲜血生饮，有制成粉末再服用，有制成鹿酒饮用，而生饮又分直接生饮和配上烈酒生饮，等等，不一而足。按《清稗类钞》的记载，咸丰帝似乎是生饮的高手。

表面上看，鹿血原原本本地进入人体，好像一点营养物质都不会遗漏掉，这样可最大程度保留药性。而一旦加热，不可避免会对某些物质（诸如维生素等）造成破坏。生饮看似合理，其实风险极大，弊大于利。

未经足够加热的任何肉类、内脏和血液，其中所含的病毒、细菌和寄生虫都会侵害人体，更何况是野生动物的肉类、内脏和血液！这些不速之客会严重损害人体的各个器官，使得健康问题雪上加霜。

而肉类、血制品的有效成分，往往都是蛋白质，这些物质一经煮熟后反而更能被人体吸收，这就是为什么人类比其他动物在演化道路上走得更快、变得更聪明、繁衍得更成功的原因之一。因为我们会用火、会加热，不仅减少了食物传播病菌的机会，还更高效地让肠胃吸取了营养物质，使我们的体质更强壮，大脑也能补充更多的必需元素，让我们在进食之余有更多的时间思考和从事其他创造，这是其他动物绝对做不到的。跟人类在基因上最相似的黑猩猩，一生大多数时间还是在觅食和咀嚼，因为它们的食物营养摄取与利用过于低效，只能通过增大进食总量、延长进食时间来弥补。

鹿血，除去那些神秘的功效之外，最直接的就是补充造血物质，尤其是铁质，这也许正是咸丰帝最需要的。

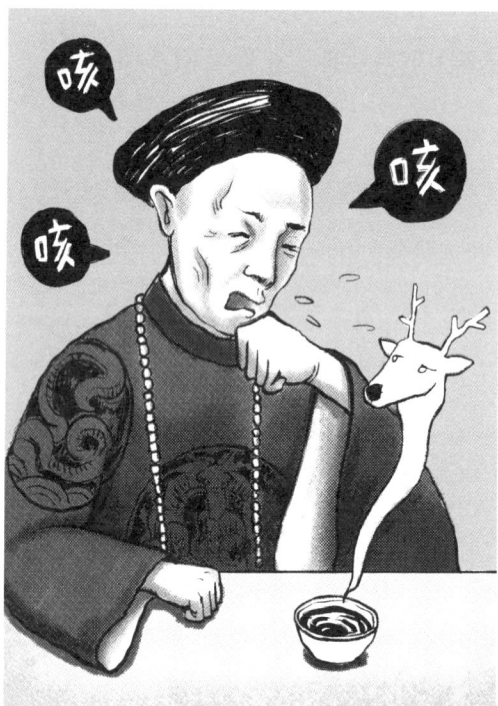

《清稗类钞》说咸丰帝"体多疾，面常黄""咯疾大作"，看来是经常咳痰、咳嗽甚至咳血，从而导致营养不良、脸色发黄，很可能还长期合并贫血！

然而，鹿血只能帮助咸丰帝改善贫血，辅助他增强体质，并不能从根本上把病因消灭。以当时的历史记载推测，咸丰帝很可能患有肺结核，或许还由此合并支气管扩张，甚至慢性纤维空洞型肺结核。在当时，即使是医疗技术开始突飞猛进的欧洲，病患也依然只能靠加强营养支持、静养、增强体质来延缓病情，根本就没有治愈的方法，因为还没有找到确切的病原菌，更谈不上抗生素的发明与使用，病患只能过一天算一天而已。

咸丰帝得了肺结核，肺组织可能被侵蚀，而随着肺部获取氧气的功能下降，整个身体也会走向崩溃，加上纵情酒色，自然不会得到妥善的休息，原本羸弱的躯体只能加速衰亡。

再说了，长期生喝鹿血，里面所含的大量细菌、病毒、寄生虫说不定早就进入咸丰帝体内，节外生枝地造成新的疾病，也许喝鹿血不仅起不到保健功效，还成了压垮他的最后一根稻草呢！

清朝天子就这样在异地，草草结束了悲情的一生，也敲响了清王朝的丧钟！

死也要踢球——汉代足球场上的一摊血

项处，生卒年不详，西汉安陵坂里的官员，可说是第一个因足球而名垂史册的人。

2022 年 11 月下旬，世界杯足球赛如期在卡塔尔举行，来自全世界的足球迷以及顶级足球运动员，都在这片神奇的土地上尽情绽放自己。

竞技和娱乐，永远是足球的主题。现代足球发源于英国，在英国人叱咤风云的那些年月，中国人却不幸陷入黑暗的民族危机中，不要说体育，其他现代文明似乎都是遥不可及的。

不过，足球的雏形却与中国有着一段不解之缘，至晚在战国时期，齐国就有类似的运动，集竞技和娱乐于一身。汉代时，人们称之为"蹴鞠"，普及化程度很高。

汉代的绘画是极难保存到今天的，但是汉人墓穴中的画像石却穿越了 2000 多年的时光，把当时的世俗生活场景带给现代人。

河南南阳汉画馆珍藏着一幅画像石拓片：两个人摆起了对

峙的姿势，四肢张扬，做奔跑状，显然打算一决雌雄，而在他们的脚下，就是一个飞速滚动的球。望着拓片，我不禁想象起他们运球如飞，时而盘球过人，时而颠球翻越，最终向目标球门一蹴而就的英姿。

当时，蹴鞠运动和今天的足球比赛有几分相似，蹴鞠场称作"鞠城"，四周围有矮墙，同样有球门，称作"鞠室"，像座小房子，有正副裁判执法，每边6个球门。双方各12名队员上场比赛，6人守门，6人进攻，身体接触就如同打仗一样，甚至带有军事训练的味道。史载霍去病带兵北驱匈奴时，军队生活枯燥乏味，士兵们便玩起蹴鞠，既能放松，也能保持军训效果。

至于汉代"足球"的制作也颇有讲究，一般用动物毛羽当成填充物，外裹以动物皮革，制成类球形，踢起来弹性不错。

如此乐事，应该让比赛双方和观众兴致盎然才是，然而，司马迁在《史记》中却记载了一起

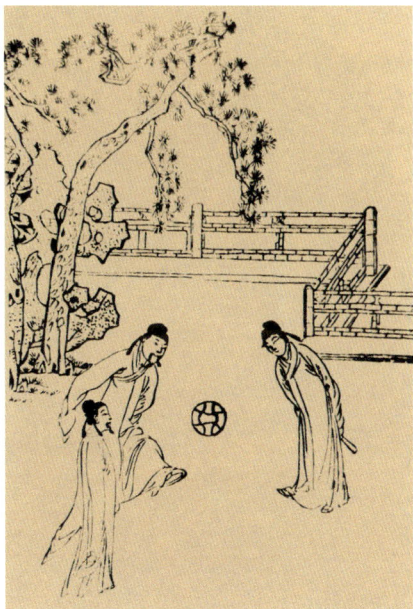

■ 蹴鞠图

球场意外!

球星不听医嘱,悔之不及

那本是一次可以避免的意外。

汉初,有一位名叫项处的蹴鞠爱好者,为汉朝二十级爵位中的第八级"公乘",据说这一等级可以乘坐公家的交通工具。他的球技很不错,很多人认识他,其中包括名医淳于意。这位名医后来获罪,其女淳于缇萦上书汉文帝,要求以身替父,终于获得汉文帝赦免父罪而闻名史册,此乃后话。

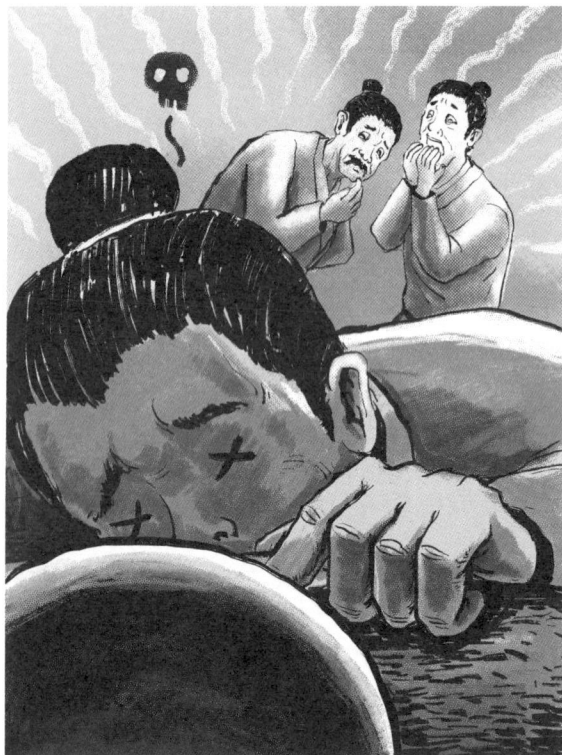

名医淳于意与球星项处结交,一日偶为其把脉,随即眉头皱了起来。

"我劝你还是不要再玩蹴鞠了。这活动很费力气，你身体有潜在的疾病，一旦劳累过度，就有性命之忧！"淳于意一脸严肃，如实告知。

"不至于吧？我纵横球场这么久，所向披靡，难道还怕出意外？"项处不以为然。

名医苦口婆心，对方硬是一笑置之。

球星没有将名医的宝贵意见放在心上，继续在球场上纵情驰骋。结果一语成谶，在一轮激烈的对抗之后，项处大汗淋漓，竟口吐鲜血不止，不幸第二天傍晚便英年早逝了。[1]

说到这里，我们不禁要问，是什么疾病导致项处在剧烈活动后而死呢？

运动员在赛场上突发死亡，并非罕见，不要以为他们体格过人、身强力壮，就什么毛病都没有。

1986 年 1 月，美国女子排球名将 F. 海曼（Flora Hamman）在日本比赛时突然倒地死亡。经解剖尸体，病理学家证实海曼死于胸主动脉夹层破裂——马方综合征的严重并发症。

无独有偶，20 世纪 80 年代中期前后，中国男子篮球曾有

---

1 《史记·扁鹊仓公列传》：安陵坂里公乘项处病，臣意诊脉，曰："牡疝。"牡疝在鬲下，上连肺。病得之内。臣意谓之："慎毋为劳力事，为劳力事则必呕血死。"处后蹴踘，要蹶寒，汗出多，即呕血。臣意复诊之，曰："当旦日日夕死。"即死。

一位身高超过 2 米、身材匀称、弹跳力极佳的中锋运动员韩鹏山，他是在姚明之前，中国非常有潜质的篮球运动员之一。某日，韩鹏山在火车上取行李下车时，突发剧烈胸痛，当即晕倒，心跳、呼吸停止。其猝死之快，让医师根本就没有机会救治。事后解剖证实，韩鹏山也是猝死于马方综合征的严重并发症——胸主动脉夹层破裂。

马方综合征是一组遗传性结缔组织疾病，主要影响眼、骨骼和心血管系统，病患常表现为身材高大、肢体过长、眼球晶体脱位等，往往青年时期就开始发生心脏瓣膜的钙化和脱垂，以及主动脉中层海绵样变性，最终导致主动脉夹层破裂。

主动脉是人体内最粗的动脉，它从心脏发出后，在胸部称为胸主动脉，到达腹部后则称为腹主动脉，主动脉血管壁最厚也最重要的中层由平滑肌和纤维组织构成。主动脉夹层破裂就是由于各种病理因素导致主动脉壁（尤其是中层）受损、变性和退化，高速高压的血流将薄弱的内膜和中层撕开了裂口，出现夹层缝隙，动脉血涌入其中，并不断冲击使血管内壁进一步剥离，缝隙不断扩张、膨大，一旦承受不住主动脉内压力而破裂，人在几分钟内就会因大出血而致死。因此，主动脉夹层破裂往往被称为人体内的"定时炸弹"。

运动员大多身材高大、四肢修长，可有谁想到在这个特殊人群里，会隐藏着可怕的疾患呢？一旦在赛场上出现激烈对抗，高速的血压或猛烈的撞击，就有可能引爆这颗"定时炸弹"！

除此之外，某些心脏有疾病的人也有可能在遇到外界刺激，甚至平静走路时，出现猝死。

那么，项处会是上述情况吗？

答案是否定的。因为，他是吐血而死，而上文提到的疾病均不引起吐血，哪怕是主动脉夹层破裂，也仅仅是内出血。

吐血致死是吐出哪里的血

淳于意其实对项处之死早有预感，因为他对这位球星的脉象胸有成竹。

按照他的见解，"切其脉得番阳。番阳入虚里，处旦日死。一番一络者，牡疝也"。即项处患有牡疝。淳于意还对此做出精准定位："牡疝在鬲下，上连肺"。

疝气，即人体内某个脏器或组织离开其正常解剖位置，通过先天或后天形成的薄弱点、缺损或孔隙进入另一部位。常见的疝有脐疝、腹股沟疝、手术切口疝、食道裂孔疝等。

不过，上述是西方医学的范畴。中国传统医学的"疝"比较复杂，《黄帝内经》曰："肾脉大急沉，肝脉大急沉，皆为疝"；又曰："三阳急为瘕，三阴急为疝。"《难经》曰："任脉之为病，其内苦结，男子为七疝。"明代《医学正传》甚至提出寒疝、水疝、筋疝等，和西方医学按照解剖结构的"疝"大相径庭，这就是为什么淳于意光凭把脉就知道项处所患疾病的原因。何况，中国传统医学里面的肝、肾等五脏六腑，都是抽象的概念，并不完全等同于西方医学建构在人体解剖学之上的内脏。

因此，淳于意认为项处必死的中国传统医学道理，学现代医学之人今天无须较真，殊途同归，既然有致死的表现，我们也可以从西方医学的角度解释项处的死因。

口中吐血，分为呕血和咯血两种，前者来自消化道，后者源于呼吸道。

如果是消化道出血，则多见于食道静脉曲张（肝硬化的并发症）和胃十二指肠溃疡。不过这些情况多跟进食有关，与运动关系不大，况且这样的病患，往往身体条件已经很差，尤其是肝病者，运动耐力早已灰飞烟灭，甚至会出现腹胀、腹水等可怕症状，根本不可能在足球场上逞能。

所以，项处是呼吸道出现毛病的可能性较大。在现代社会之前，青壮年男子咯血的常见原因无非是肺结核、支气管扩张等。

若是患了肺结核，身体状况不太乐观，大多骨瘦如柴、没精打采，因为结核杆菌已把身体营养都消耗殆尽了，哪还能上运动场进行激烈对抗竞技？

因此，笔者认为项处患有支气管扩张症的可能性最大。

支气管扩张症指中等大小的支气管由于管壁的肌肉和弹性成分被破坏，导致管腔形成异常的、不可逆的扩张与变形的慢性呼吸道疾病。这些残损的支气管很容易受感染或破裂出血。此病大多继发于反反复复的呼吸道感染之后，病患童年多有麻疹、百日咳或支气管炎、肺炎等迁延不愈的病史，有的甚至就是继发于肺结核，只是病灶小而自行愈合，但留下了支气管受损的后遗症。支气管扩张症临床表现主要为慢性咳嗽、咳大量脓痰和反复咯血。50%～70%的病患有程度不等的咯血，咯血量与病情严重程度有时不一致。部分人以反复咯血为唯一症状，无咳嗽、咳脓痰等，又称为干性支气管扩张。值得注意的是，这类病患在不发作时，俨然就是正常人，体力活动的耐力也不受限，然而，当他们过度剧烈地参与竞技活动时，就有可能因为呼吸功能的负担过重，加重了原来的病情，使得病灶突然撕裂，引起大出血。

淳于意大概是之前观察（或了解）到项处有咯血的表现，

才更加坚定了自己的诊断。在古代，咯血很多时候是致命的，因为缺乏有效的药物迅速止血，也没有呼吸器帮助病患度过危机，许多人就是由于血块淤积，最终窒息而亡。临床实践经验丰富的淳于意，应该是见过很多这样的病患，因此才有地狱判官般准确的预测。

式微的蹴鞠，式微的精神

项处是因为沉迷于蹴鞠而一命呜呼了。不过，这凸显出他豁达、豪迈和勇猛的气息，也代表了整个民族勃勃向上、欣欣向荣的气魄。是的，汉朝人没有后世那么多顾忌和思想包袱，他们想玩就玩，爱玩就玩，敢玩敢闯，既是那样的天真无邪，又是那样的淳朴浪漫。他们崇尚的，不就是现代体育精神的一部分吗？

遗憾的是，后世很少出现项处这样的体育爱好者，至少史册已经对这样的人不感兴趣。

受《水浒传》影响，不少中国人认为，北宋奸臣高俅就是以善玩蹴鞠著称的，遇上同样爱玩的宋徽宗，自然臭味相投，得以步步高升。其实，按照正史说法，高俅确有其人，却没有擅长踢球的记载，他的升迁无非跟其他小人一样——巧言令色、投主所好之类，再加上此人确实有点文字功底，甚至当过苏东坡的秘书，并非底层无赖出身。

而宋、元之后的人们把奸臣形象和善玩蹴鞠联系在一起，可见当时人们对蹴鞠有看法。

作为竞技性明显的体育活动，蹴鞠在历史演变中，慢慢沦为观赏性强的娱乐活动，竞技性不断减弱，变得和玩杂耍差异不大。而中国人的尚武精神也在汉、唐之后悄悄地褪色了，人们变得越来越谨小慎微，越来越思想保守，甚至将蹴鞠之类当成玩物丧志的罪恶之源。因此，蹴鞠也自然被知识分子另眼相看了。社会上，只有读书才是唯一的出路，体育参加者往往被冠以"奇技淫巧"的蔑称，社会地位低下。由此，蹴鞠之类的体育活动岂能不慢慢式微！

诊 室

4

传统疗法的
医学智慧 →

数百年前的写真——让人痛不欲生的艾灸

宋太祖赵匡胤，927～976，宋朝（北宋）开国皇帝，死因不详。其弟赵光义，939～997，继位为宋太宗，改名"炅"，在位期间结束了安史之乱后近200年的藩镇割据。两人之间曾有"灼艾分痛"的友爱故事。

世界上的治病手段很多，以暂时的痛苦为代价，治疗更严重、持续时间更长的痛苦，往往是很多病患和医者不得不做出的艰难抉择。比如，外科手术在没有麻醉药物的年代，病患在手术过程中如同惨遭酷刑。

中国古代也有外科手术，但是，并非只有外科手术才能产生令人望而生畏的疼痛。

把撕心裂肺的瞬间定格

在宋朝的某一天，大画家李唐游走于乡间，他正在寻找创作素材。

这是一处山间的荒村，古树参天，暖风吹拂，引来枝叶摩挲和鸟雀幽鸣。简陋的土桥下，木桩摇摇欲坠，像极了老人的牙齿，而桥下流水潺潺，倒是有几分景致。李唐正被景色吸引，忽然不远处传来一阵阵撕心裂肺的喊叫声，扰乱了他的雅兴，他赶忙走过去探个究竟。

只见苍老的大树下，一个貌似农夫的苍老男人，正坐在地上袒露着上身，被另外一个男人从背后小心翼翼地"折腾"着！

老农额头布满皱纹，骨瘦如柴，双臂和两腿均被周围的人紧紧按住。他疼痛地张着大嘴喊叫，眉头紧锁，双目圆睁，目眦欲裂，胡须上翘，衣服凌乱地滑落一地。此人身旁似乎都是其亲属，壮年汉子大概是他儿子，正用双手抓住老农左臂，左脚踩压固定老农腿部，愁眉苦脸，担忧和怜悯的神情一览无遗。右侧另一年轻女子，穿着整齐，衣领洁白，可能是儿媳妇，此刻也顾不上男女授受不亲，正用力按住老人颈项，她紧闭右眼，不敢正视，但又放心不下，偷偷窥视。老农的孙子，还是小孩，此时正双手拽着爷爷右臂，脚也使劲顶着爷爷的膝部，他怕力度不够，便以爸爸身体为依托，整个身体呈弓状，摆开一副竭尽全力的架势，但他对爷爷的痛苦不忍直视，干脆把头转向一侧，脸藏在父亲背后。

他们在干什么呢？李唐一开始还大惑不解，再走近一点观看，终于真相大白，原来是老农让村医给他做艾灸！

村医身挂皮质医箱，一手扶着老农，一手拿着点燃的艾草，弓着已经有几分驼背的身子，全神贯注为病患治疗，悬壶济世，治病救人；他尽管也满脸沧桑，却依旧双目炯炯有神；他衣衫褴褛，却依旧拿着简陋的医疗器具，为病患治疗，或许只能换取微薄的报酬，甚至可能分文不取。

一旁的药童从挂在身上的众多药膏当中，选出一块最大的，向上呵着哈气，让药膏保持热度和轻微的湿度，准备随时递给师傅贴在病患艾灸后的患处。不知为何，他露出顽皮的窃笑，也许是一种天真的本能吧！

李唐忍不住发出一声长叹，村医的敬业精神固然可嘉，他们卑微的身份、难以糊口的收入却又是那样可怜。在宋朝广袤的土地上，有多少这样的野村？有多少这样遭罪的病患？又有多少穷困却不失生活方向、不失医者尊严、不改行医初衷的良医？

于是，大画家决定将这个特殊的场景留存下来。

这一留，就是近千年。

从巫术分化出来的医术

李唐早在北宋徽宗时代就已经闻名遐迩，他天资聪慧，诗文书画俱佳。他初以卖画为生，其后参加画院殿试，因能扣紧题目、画得又好而名列前茅，补入画院。然而不久，"靖康之变"爆发，李唐被掳往北国。他冒死南逃，终于重新回到南宋朝廷，继续发挥所长。李唐所画的山水、花鸟、人物、耕牛等皆令人拍案叫绝，尤以山水画成就最为杰出，成为南宋画院一代盟主。

那次山村的偶见，成就了李唐众多传世画作中的代表作——《村医图》，后世也有人称之为《灸艾图》。

在创作的那一瞬间，他一定想起了村医坚毅沉着的表情、内藏乾坤的皮药箱，

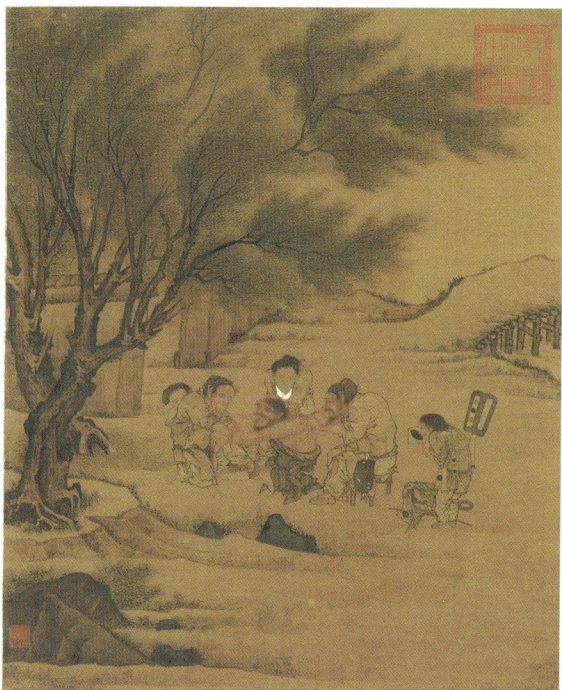

■ 宋代李唐所绘《村医图》

还有娴熟而一丝不苟的艾灸动作，以及随着老农背部一缕缕青烟飘起，老农忍不住发出的一阵嘶哑与无奈的呻吟。

如此传神的作品，注定是传世名作，在随后的数百年间，《村医图》一直为名家青睐，更为藏家所珍视。直到有一天，清朝乾隆帝得到了这幅作品，艺术眼光不俗的他自然是赞不绝口，喜出望外，当然，他也没忘记在画作上留下自己的鉴赏大印，打算永久收藏。之后又是一轮轮的周折，几经劫难，现在此画藏于台北故宫博物院。

有人问，那位患病的老农究竟得了什么病？

难道不简单吗？仔细一看，画作上的老农背部有两大坨灰黑的肿块，这让人想起了古书经常记载的痈疽：项羽的亚父范增、朱元璋的大将徐达，据说都是背部长了痈疽而致死的；一代明君汉文帝也因为患了痈疽，无法根治，导致病情迁延不愈，加速了死亡。

当皮肤软组织由于细菌感染而出现痈疽，如果无法切开排脓或进行有效的杀菌处理，会容易继发菌血症、败血症，从而导致循环衰竭而死。这个在今天看起来不算复杂的病痛，在古代可能就是令人闻之色变的杀手，更何况，在卫生条件恶劣的穷困乡村！

然而，老农并非背部长了痈疮！证据就在图里。

艾灸疗法，不是外科手术，也从来不是拿来直接对坏死化脓的局部病灶进行烧灼。

今人经常听说"针灸"一词，其实针和灸是两种性质不同、作用方式不同的治疗方法，之所以将"针"与"灸"并称，是因为两者有着共同的理论，皆以经络学说为基础。古代医家非常重视灸法，认为它与针法一样重要，且能弥补针刺治病的不足，故《黄帝内经》说："针所不为，灸之所宜。"《医学入门》亦说："药之不及，针之不到，必须灸之。"

也许在远古时期，"灸"这种疗法就随同当时还没有从巫术中完全分化出来的医学来到了世界上，发挥着某种原始的治疗作用。

据考古数据记载，马王堆汉墓出土的帛书《五十二病方》保留了为数可观的类似巫术的疗法，其中包括两则灸疗法。其一方翻译成现代文是："取粗麻的碎末裹在干燥的艾叶里，在癫疝患者的头顶正中部进行灸治，直到把局部皮肤烧溃烂为止。"另一方则是"在地上挖出盆状大小的坑，先点火让坑内干燥，之后把艾、柳蕈（药名）置于坑内燃烧，患者则坐在坑上的穿孔陶盆之上，直接熏烤病灶"，据称可医治肛门瘙痒兼痔病。

这些在汉朝初年还在使用的治疗方式，看似原始而残忍，却是艾灸疗法在当时的真实写照。而艾叶，早就被古人拿来当作端午节的避祸驱邪之物，也同时是占卜祭祀的常用品。

艾灸的具体诞生时期已不可考，但历史肯定相当悠久。《左传》中描述了一桩发生在春秋时期的疾病细节：公元前581年，晋景公得了一场大病，本国大夫束手无策，他们不得不请当时名满天下的秦国太医令——医缓前来医治。医缓检查了晋景公的身体后说："疾不可为也，在肓之上，膏之下，攻之不可，达之不及，药不至焉，不可为也。"果不其然，晋景公不久就一命呜呼。晋朝杜预注解，认为"攻"指艾灸，"达"指针刺。这段文字大意就是医缓认为晋景公的病是绝症，回天乏力了，因为病灶位于"肓之上，膏之下"，既不能艾灸，又无法针刺，吃药也只能不了了之，还是准备后事吧。成语"病入膏肓"便源自此。

所谓艾灸疗法，简单而言，就是利用艾叶做原料，制成艾绒，经由各种不同的方法燃烧，直接或间接地接触皮肤，在某些穴位上施以适当的温热刺激，通过中国传统医学经络的传导作用而达到治病和保健目的的方法。不过，由于灸法对人体易产生灼伤，故逐渐式微，而同样借助经络理论治病的针刺疗法却由于创伤少，还一直在中国传统医学界发挥作用，成为广为人知的"针灸"。

而艾灸，这些年则有慢慢卷土重来的迹象。

艾绒必须预先备制：取陈艾叶经过反复日晒捣杵，筛选干净，除去杂质，令其软细如绵似绒，方可使用。而艾绒又有两种，以上述方法炮制者为粗艾绒，一斤可得六七两，适用一般灸法。如再精细加工，经过数十日日晒捣杵，筛拣数十次者，一斤只得二三两，色为土黄者，为细艾绒，可用于直接灸法。

依此，艾灸可分为直接和间接两种方式：间接灸，是用药物将艾炷与施灸穴位的皮肤隔开，之后再点燃艾炷进行施灸，如隔姜灸、隔盐灸等。直接灸，顾名思义，就是将点燃的艾绒直接碰在病患的皮肤上进行施灸，或者将艾草搓成坨放在穴位上直

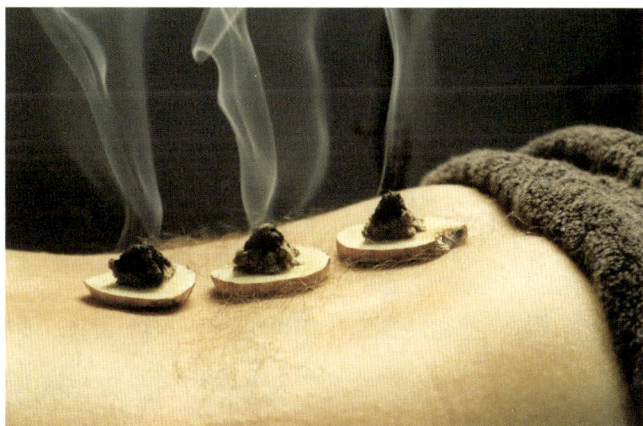

■ 艾灸

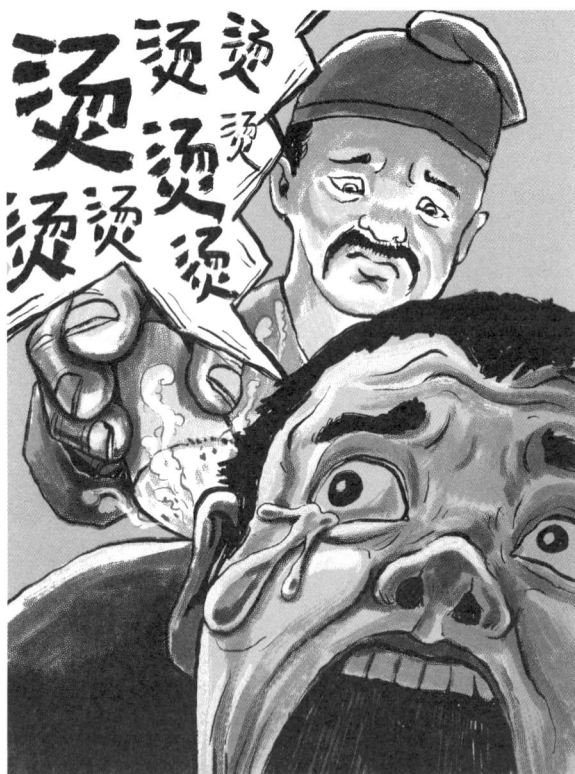

接点燃。

人体对火热的刺激相当敏感，怪不得《村医图》中的老农痛得大喊大叫，一副痛不欲生的样子，必须依赖家人将其死死按住才能接受完整治疗过程。

事实上，直接灸又有瘢痕灸和无瘢痕灸之分。前者又名化脓灸，施灸时先将所灸穴位涂以少量的大蒜汁，借以增加黏附和刺激作用，然后将大小适宜的艾炷置于穴位上，用火点燃，烧灼皮肤。此法苦痛难忍，施灸部位由于点燃较深较久，形成烧伤灸疮，一个多月后，化脓的灸疮才结痂脱落，留下瘢痕。《村医图》中，老农背部鼓起的两坨灰黑色块状，上面似有红色焰火并微微飘着青烟，应该就是被村医施予直接灸法，将艾绒搓成坨，放在皮肤上直接点燃，造成灸疮，其剧烈痛楚的折磨，想想就让人却步了。当代有专业人士宣称，此法"临床上常用于治疗哮喘、肺结核、高血压、心脑血管疾病和瘰疬等慢性疾病"。

而无瘢痕灸，一般应灸至局部皮肤泛红而不起泡为度，因皮肤无灼伤，故灸后不化脓，不留瘢痕。据说，一般"虚寒性疾病"均可用此法。

艾灸，能治疗什么疾病？

在中国传统医学范畴，大致上每个穴位所对应的身体疾病反应点，都是艾灸在理论上可以一试身手的地方。而且，艾灸也被认为能保养元气，在养生、保健、增强体质等方面有重要的作用。"温经通络、益气活血、祛寒止痛、升阳举陷、补虚固脱"，这就是中国传统医学对艾灸功效的评价。据说，此法也适用于治疗"风、寒、湿痹痛、肩周炎、腰肌劳损、关节痛、胃脘冷痛、咳喘、痛经"等。

《庄子·盗跖》虚构孔子说"无病而自灸"，显然古老的艾灸被当作保健疗法。虽然，现代科学无法完整解释和评价艾灸的确切疗效，但孔子的确活到了 72 岁（在春秋时期，活了72 岁相当于现代人活到 100 多岁），而且生活质量不差，经常教书、编书，活得有滋有味。

从现代医学的角度看，热力能促进人体的血液循环，而高温对局部皮肤造成刺激甚至轻度损伤，能启动人体的免疫系统，有可能对增强抵抗力有一些效果。另外，艾叶燃烧产生的微粒子和各种微量物质，通过损伤的部位进入人体，可能也会产生某种药效。

有研究认为，中国传统医学血瘀症的形成，与血液系统（特别是血小板、抗凝血酶系统）密切相关，对应了血液流变性和微循环异常等病理、生理改变。而艾灸的物理温热效应和艾叶焦油的化学成分对经穴的刺激，能启动血管的自律运动，改善局部微循环，这也许是艾灸活血化瘀的原理之一。

《村医图》中那位受病痛折磨的老农所患何病，现已无从考证，从他愿意忍受直接艾灸带来的剧痛看，应该是得了严重的疾病，导致他原本就苦不堪言。用现代医学观点分析，在落后乡村的中老年人身上，常见的慢性病多半是消渴病（类似糖尿病）、慢性支气管炎、肺结核、胆结石、消化系统寄生虫病，或是多种病因导致的头痛，等等，但愿这位老农在当时医疗后能挣脱病魔的困扰。要知艾灸刺激一些相应穴位，的确有止痛的功效，尽管病因未除，但至少能暂时缓解病患的痛苦，相当于服下止痛片或打了止痛针——这已经是被现代医学证实的了。

消失在历史长河的成语

历史上最著名的艾灸粉丝是谁？恐怕是宋太祖赵匡胤、宋太宗赵光义哥俩了。《宋史·太祖本纪》记载："太宗（赵光义）尝病亟，帝（赵匡胤）往视之，亲为灼艾。太宗觉痛，帝亦取艾自灸。"

那个时候，赵光义还不是皇帝。而宋太祖来到病榻前探视重病的弟弟，亲自给他施以艾灸，看到弟弟被烧灼得呼天抢地，实在于心不忍，便取来艾绒，点燃后往自己皮肤上比画比画，试着灼烧一下，看看到底有多疼。赵匡胤是武将出身，对这些皮外伤不太在乎，也有勇气自虐体会一下；而赵光义比赵匡胤年轻 12 岁，一是没有哥哥那么多丰富阅历，尤其是战场经历，二是大多数时间都养尊处优，自然没有哥哥那样坚忍刚强，一遇小痛就忍不住大呼小叫，也是人情之常。

可是，聪明的史官却表达了一层牵强附会的意思，他们把赵匡胤的"自灸"尝试，解读作分摊弟弟接受灸烤的痛楚！试问，如果烧灼程度都被分摊了，疗效是不是也被稀释了呢？

随之而来，因为这件事还诞生了一个成语"灼艾分痛"，以此来歌颂赵匡胤的仁爱，赞赏兄弟之间的情分。可惜，这个成语现在已很冷僻，极少被使用，大概是因为后来又出了一个叫"烛影斧声"的成语吧！

那个雪夜，赵匡胤饮酒后和赵光义闭门详谈，夜间窗前传出"烛影斧声"。翌日，赵匡胤猝逝，而赵光义迅速登基称帝，本来有机会当皇帝的赵匡胤的儿子们，一个自杀，一个英年早逝，死得不明不白。

"烛影斧声"从此成为令人心寒的成语，不研究史书的人也不再理会灼艾分痛了。

那些抵抗剧痛的人们——麻沸散在哪里？

伯驾，原名P.帕克（Peter Parker），1804～1888，是美国第一位在华专职医疗传教士，后为美国驻华公使。主治眼疾，但中国近代医疗史上割除扁桃体、取出膀胱结石与使用乙醚麻醉，皆为其首创。

中国人很早就对外科技术有所涉猎，跟所有文明古国一样，医学——尤其是其中的外科学，就是文明的一面镜子。

就外科学而言，中国本来也曾领先世界。东汉末年时，华佗的横空出世就是一个例证。按陈寿在《三国志》中的记载，华佗的病患，"若病结积在内，针药所不能及，当须刳割者，便饮其麻沸散，须臾便如醉死无所知，因破取。病若在肠中，便断肠湔洗，缝腹膏摩，四五日差，不痛，人亦不自寤，一月之间，即平复矣"。如此神乎其神的外科技艺和麻醉方式，真让人有穿越时空之感。可惜，华佗的技艺和他发明的麻沸散并没有流传下来，但陈寿著书立说以取材严谨、言简意赅著称，华佗事迹的真实性很高。

不过，中国传统医学有其独特之处，那就是历来不被士大夫阶层和知识分子重视，在意识形态领域沦为纯粹的手工技艺，游离于正统知识界之外，甚至被边缘化，人们离不开医学，却又用有色眼镜看待医师和医学这个行当。其他科技领域的从业者，命运也大多如此，致使不少先民的经验和智慧，在漫长的历史长河中不幸失传了。

因此，中国的科学技术即使很早就萌芽和发展，却也在面对西方文艺复兴后的科技冲击时，显得苍白而无力。

到了 18～19 世纪，西方的科学技术，尤其是医学，对比中国传统科学技术，已经形成强大的优势，许多中国传统医学无法治疗的疾病，在西方医师眼里易如反掌。于是 19 世纪初，西方传教士便发明了一种特殊的传教方式，有效地敲开了古老中国的大门，这就是医学传教，即借助在中国开展西式诊所服务，诊治中国人的疑难杂症，同步对感恩戴德的中国人传播上帝福音。这样的传教方式，在广州、澳门一带尤为兴盛。

一般而言，传教士大多有医学背景，甚至本身就是优秀的医师。他们一开始都喜欢先设立眼科诊所用以立足，因为成本低、技术相对简单，小到配老花眼镜、近视眼镜，大到做眼科小手术，一应俱全。常见的诸如红眼病（结膜炎）等传染性疾病，传教士借助西方药物和器械往往手到病除，令当地人顶礼膜拜。等眼科诊所的信誉建立后，传教士也就开始筹划创建更大规模的综合性诊所，开展更复杂的治疗和手术了。苏格兰人 R. 马礼逊（Robert Morrison）、美国人伯驾就是代表人物。

这些历史，伴随着当时在中国刚刚兴起的油画技术，一直保存到今天。

油画里的小人物

在美国耶鲁大学医学院图书馆的地下室里，有个箱子装满了 80 多幅身着清朝深色长袍的男女肖像画。这些清朝子民几乎都是南方人，大约生活在广州和澳门一带，从画作看，他们都是传教士医师眼中不幸的病患，罹患了当时的不治之症。由于当时的南方人对西方事物的了解和接受度都比较高，思想、眼界相对没那么闭塞，他们敢于站出来成为画家笔下的模特，而且是让人画下自己身上最丑陋的部分，有的女孩甚至为此脱下衣服和裤子。这些人大多长着巨大的肿瘤，有的长在脸上，有的在手上，有的在胸前，有的在腰臀，其状悲惨，目不忍睹。这些令人作呕的异物，占了病患身体极大的比例，上面不仅坑坑洼洼，而且布满了脉点，可以说病患是苦不堪言地带着肿瘤苟且偷生的。奇怪的是，他们面部表情出奇平静，甚至可说是安详得让人体会不到疾病的可怕、生命的无助和脆弱。今天的我们无法想象，这些肿瘤需多长时间才长成如此的魔鬼形态，病患又是怎样度日如年，可是这些画作所画的偏偏就是 200 年前的真实世界。

有两幅题目带有"Po Ashing"字样的油画特别引人注目，它们显然有着时间关联，前面一幅标有数字"三十一"，后面一幅标着"三十二"。笔者相信，"Po Ashing"指的是画上面的男主角，从音译角度和当时广东人的取名习惯判断，他可能叫"包阿兴"，我们姑且就如此称他吧。在前一幅画像中，他戴着瓜皮小帽，背对着墙，裸露上身，左上肢有一个巨大的球状肿物，占据和侵蚀了整个上肢，体积比脑袋还大上三分之一，仅有左前臂能勉强露出。肿物上面爬满了一条条紫蓝色条纹，那是肿瘤在生长过程中过度吸收人体营养从而导致的血管膨胀。由于肿物生长过快，表皮变薄，皮下不祥的粉红色似乎在提醒医者，早期的感染或发炎已在萌芽之中。包阿兴容貌瘦削，应该是常年生活在社会底层，又罹患了大量消耗人体营养的肿瘤恶疾，导致身体被病魔过度透支所致。

第二幅画像的主角同样是包阿兴，只见他笔挺地站在海岸边，精神焕发，望着远处群山，似乎准备好迎向新的人生。左手臂和肿瘤已不见踪迹，截肢的残端并不显得触目惊心，伤口愈合良好。可以推测，画家精心做了前后对比，以彰显传教士非凡的手术技艺。

手术为何不仅切掉了肿瘤，还连同左手臂一起截掉呢？

最大的可能，因为巨大肿瘤的切除手术属于高难度技术，以当时诊所的水准已经是勉为其难了，如何分辨、分离肿瘤组织和正常健康组织是医师的技术瓶颈，因此只能一刀切、完全截除手臂。另一种情况是，包阿兴在手术中出现了意外，比如大出血，导致被迫放弃原定的单纯摘除肿瘤方案，医师为了救命，只好连同肢体一起切除。

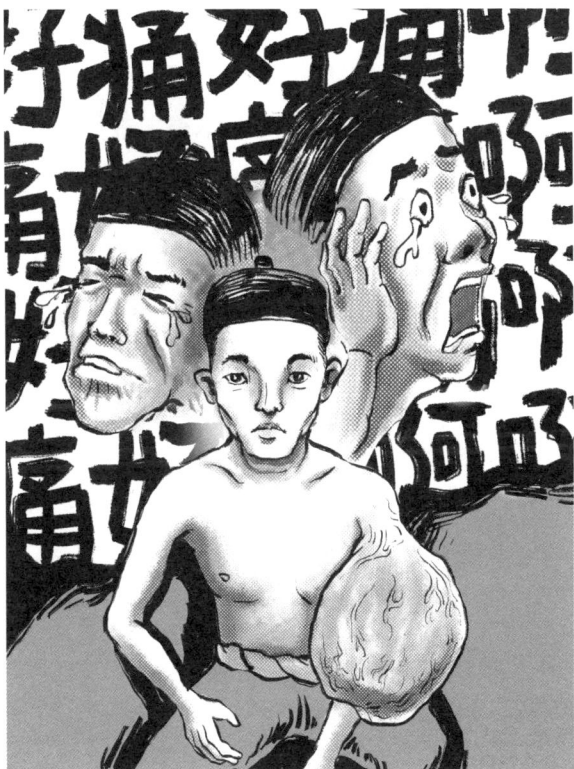

　　无论如何，术后的包阿兴看上去不再那么惹眼，起码不再被人视为怪物了，他的生活质量应该会得到改善。要知任由肿瘤生长，总有一天会出现坏死和感染，病患便极容易死于非命，而今肘腋之患一除，难怪包阿兴尽管成了残疾人，也能流露出"面朝大海，春暖花开"的状态了。

　　截肢术，在古代中国和欧洲并不算罕见。到了 19 世纪，西方的医学技术已经可以熟练开展手术，难题出在麻醉止痛上。在缺乏有效麻醉药的岁月里，不论是医者还是病患，都必须顶着巨大的压力，那些不得不进行的外科手术，只能用惨绝人寰和险象环生来形容。病患上手术台，就好比上了刑场或屠宰场，被五花大绑固定身体且不说，为防止其咬断舌头，嘴上还得塞着粗糙的木板。到了医师手起刀落的时候，病患发出的凄厉哀号撕心裂肺、声震屋瓦，让远近的人们无不毛骨悚然，甚至会联想到残酷的"凌迟处死"。

　　如此复杂、剧痛的手术，孱弱小市民包阿兴是怎样挺过来的？

西方麻醉发展史

　　有人说，既然是西方医师挽救了包阿兴，则麻醉止痛的技术也应该来自西方。这看起来似乎合理。但其实，现代麻醉学虽然诞生于西方，却不全然只是西方的专属。

1799 年，英国化学家 H. 戴维（Humphry Davy）发现了一氧化二氮（又称氧化亚氮）的重要价值。这种气体能引起人不自觉地发笑、愉悦，也可以降低人对痛觉的敏感度，因此又被称为笑气。它的价值不仅体现在医疗界，在美国的小丑表演和派对中，笑气也取得一席之地。但直到约半个世纪后的 1844 年，笑气才被美国医师 H. 韦尔斯（Horace Wells）用于辅助拔牙，但有时成功，有时失败，这说明笑气难以被准确掌控。比如，1845 年的公开演示就失败了，导致笑气又迟了近 20 年才重新回到麻醉学的历史舞台。

19 世纪是人类科学大发现的时代，除了笑气，还有众多的"同行"陆续进入人类的视野。1846 年，美国牙医 W.T.G. 莫顿（William T. G. Morton）偶然发现，被误作乙醇来点灯的乙醚，人吸后居然能产生轻松愉悦和昏昏入睡的效果！受到启发的莫顿，利用乙醚协助波士顿著名外科医师 J.C. 沃伦（John Collins Warren）进行一例下颚血管瘤切除手术。术程耗时 25 分钟，获得成功，沃伦兴奋地宣布外科手术的新纪元到来了！

大洋彼岸，英国医师 J.Y. 辛普森（James Young Simpson）

很快意识到乙醚在产妇生产中的价值。1847 年 1 月，他成功地将乙醚用于无痛分娩。不过，乙醚的气味难闻，有明显的呼吸道刺激作用，还容易引起燃烧和爆炸等危险，这迫使辛普森下决心寻找更安全的新型替代品。

这一年，辛普森经过探索，终于发现氯仿（已于 1831 年人工成功合成）也有类似作用，而且比乙醚安全。同年底，辛普森在产妇身上使用氯仿，获得成功。相比乙醚，产妇还能维持更长时间的昏睡，此后，氯仿被大加推广。1853 年，英国维多利亚女王分娩时，就选择了氯仿作为吸入麻醉剂。

氯仿虽是后起之秀，但它很快就蜚声海外，甚至早在 1848 年 3 月，香港便有记录显示，当时的医师使用氯仿麻醉病患后，切除了其肩膀。

有了这些药物，外科手术台不再像屠宰场或行刑地了。它们是现代麻醉学登场的先驱药物，都是通过吸入生效。至于后来的静脉麻醉、硬膜外麻醉，则是到了 20 世纪后才开始逐渐兴起的。莫非，小市民包阿兴就是使用了乙醚或氯仿，又或是笑气？

然而经过考证，后人发现包阿兴这幅画的成画时间是在 1836 ～ 1837 年。显然，在这个时间段，上述的先驱麻醉药都与西方传教士无关，更与包阿兴无缘！

历史上，跟这批病患油画关系最大的传教士，则是伯驾！

懂医术的外交官

1834 年 10 月 26 日，美国医学博士伯驾到达广州，广州给他的第一印象是："人民生活极端贫困，街上乞丐成群，吸食鸦片者甚众，许多人栖居于民船上，无衣无食。"在广州住了 1 个月，伯驾到新加坡学习中文和行医，然后伺机再回中国活动。1835 年 9 月，他再到广州，决定在广州开设医局；11 月，伯驾的广州眼科医局（博济医院前身，今中山大学孙逸仙纪念医院即源于此）在美国商人的资助下正式开业。当时，大多数眼科病患是因为卫生习惯不良遭细菌感染所致，只要采取消毒杀菌的简易治疗即可痊愈。现代医学的快速疗效使病患对伯驾这样的外国人产生了好感，再加上有宗教协会的资金注入，医局不单纯为了盈利，伯驾经常免费治疗，使得前来就医者逐渐增多，影响逐渐扩大，这为他后来壮大西式诊所的规模奠定了基础。不久，他开展的业务就超出了眼科范围。

后来，伯驾还间接为林则徐看过病。林则徐的病历上面写道："从医学角度讲，我对此病历毫无兴趣，事实上我也从未见过这位病患，但我想林则徐是著名的人物，他的行为是导致中英两大国家关系破裂的原因。"

封疆大吏林则徐因为患有疝气，托人找伯驾咨询医治方式，伯驾便送了林则徐疝气带，用以减轻症状。可能是疗效不错，林则徐后来托人回赠水果给伯驾以表谢意。伯驾的医学传教方式，促进了现代医学这门学科在中国的发展。

那些油画一开始可能是伯驾提供给医学生的授课材料，也有可能是用于鼓励病患接受西医疗法，因为据去过医局的人说，候诊区就挂着不少病患手术前后的画像。同时，伯驾为了帮医局筹措资金，也可能拿这些画像在美国东海岸及欧洲进行巡回展，让更多的传教会了解他在中国医学传教的情况。

伯驾在中国的工作持续了很长时间，后来他甚至晋升为美国外交官，参与签订中美《望厦条约》，那时候的伯驾已经是不折不扣的对华鹰派人士，医师的光环早已褪去。而数据显示，伯驾在中国真正公认的首例成功乙醚麻醉术，是在 1847 年 10 月 4 日应用从美国寄来的乙醚和麻醉仪所完成的。

根据伯驾的记录，这是 25870 号病历。他选择了一位健壮的农民作为首例使用者，患者 49 岁，来自鹤山，右腋下有一个头颅大小的脂肪瘤。病患先是被安置在手术台上，保持半坐半躺的姿势，然后，"我们引导他从杰克逊吸入器中充分吸入乙醚。我一手扶着他的右臂，一手扶着他的后背，准备轻轻放他躺下。43 秒后，他手臂的肌肉突然松弛了，遂停止吸入乙醚，进入无意识状态。他被放平躺下，头部依然抬高。他的脉搏加速，眼神呆滞，神情恍惚"，"我的学生关韬在 4 分钟内切除了肿瘤，结扎了 3 条动脉，在此过程中，病患没有丝毫意识表现。由于有大量血液渗出，我们用了冷水。伤口缝合前在空气中曝露了 8 到 10 分钟。这时，乙醚的作用逐渐减弱，病患开始对针刺有感觉，尤其在缝合最靠近腋窝的部位时。伤口包扎后，他被送到床上，抱怨伤口缝得太紧了，但是对手术中的切除过程毫无记忆"。

但是，包阿兴的手术则远在 1847 年的 10 年前。那时候，西方还没有成熟的麻醉手段，更不要说传到中国广州了。

和很多受苦受难的中国人一样，在当时包阿兴最有可能就是凭借着坚强的意志，咬着木板或棉布，四肢被麻绳严严实实捆绑着，强行忍受着巨大的痛楚，才完成了外科截肢！

切除肿瘤，伯驾是具有丰富经验的。文献记载，早在 1836 年的 1 月 18 日，伯驾就在无麻醉的情况下为一位女孩（编号 446）切除了从右太阳穴长出来的脂肪瘤。可见，对于某些肿物的切除术，即使没有麻醉手段，伯驾也很有成功的把握。稍后完成的截肢术，只要手法娴熟、动作迅速（讲究手起刀落），再加上病患忍痛意志顽强、配合得当，能够顺利完成手术，也在情理之中。

东方的麻醉方子

今天的我们会问，中国至晚在东汉时就已经有麻沸散用于外科麻醉的记载，1600 年之后的清朝，难道就没有麻醉手段可以帮一帮可怜的包阿兴吗？

答案令人失望，随着华佗被曹操所杀，他的医术和麻沸散随之失传。在古老的中国，有更多像华佗一样杰出的科学家、医学家，他们的思想和经验结晶由于种种复杂原因也散失了，成为历史和文化的巨大遗憾。

华佗麻沸散的原始配方永远沉没在历史长河中，今人只能猜测。但历史毕竟是向前发展的，华佗之后，中国人并没有裹足不前，宋代的《扁鹊心书》、元代的《世医得效方》、明代的《本草纲目》这三本书都明确提到曼陀罗花可用于止痛，还可用于接骨。有的古籍则是提到附子、鸦片的止痛功效。而西洋的《荷兰本草和解》等著作也记载了曼陀罗花的类似作用，可用于斩肉、缝针。也许受制于传播手段，这些方法当时并未普及，而且用现代医学的眼光看，这些方剂都缺乏稳定性和可靠性。但在麻醉史上，不论东方还是西方，先民们都了解到自然界的某些花草有极高的药用价值。

在西方医学传教大规模进入中国前夕，恰好日本也诞生了自己的麻醉术，领军人物便是华冈青洲。此人极有可能受到中国传统医学的启发，也参考了其他记载，再结合本身的行医经验，配制了药方。他的麻醉方子如下：曼陀罗花八分、草乌头二分、白芷二分、当归二分、川芎二分，将以上药材研成细末后煎熬去渣，趁热喝下，2～4 小时起效。笔者亲自到日本神户的麻醉博物馆参观时，看到的方子是"曼陀罗花、白芷、当归、川芎，还有天南星和附子"，与上述文献记载大同小异，病患服下，不久就进入昏迷状态。

相传，华冈青洲为了验证这个方子，曾在母亲和妻子身上反复试验。医师固然伟大，而母亲和妻子在这个过程中更是伟大得让后人感激涕零！最终，方子确定了下来，而母亲却不幸中毒去世，妻子也因为药物副作用而失明。

1804 年，在这个麻醉方子的支持下，44 岁的华冈青洲为一位 60 岁的女人实施了乳癌切除手术。因此，有文献记载，华冈青洲成了"世界上第一位使用全身麻醉进行手术的医师"，日本人引以为傲。

在此之前，难道没有人使用药方令病患昏迷，从而开展手术吗？答案肯定是有的，但是由于种种原因，这些操作过程、具体药名或配方、实施者姓名和日期，等等，都没有留下完整记录，而华冈青洲却做到了，因此在注重证据的世界和语境表达中，他被冠以第一人。而"麻醉"这样常用的汉字词组，也起源于日本。

和许多日本人一样，华冈青洲对中国的《三国志》《三国演义》颇有兴趣，因此，他把这个神奇方子命名为麻沸散，并传给弟子，该方在日本持续使用了很长时间。后人为区别起见，也以通仙散命名之。无论如何，日本麻沸散的确是对华佗的最好纪念，但具体成分肯定有很大的差别。

当年，中国小伙子包阿兴到底是凭着意志忍痛接受截肢手术，还是服用罂粟提取物——鸦片，或者使用渡海过来的日本麻沸散，甚至利用其他史书没有记载的麻醉方式来进行止痛，恐怕永远是一个谜。

但无论是那些病患也罢，医学传教士也罢，还是日本麻醉师也罢，他们都是人类对抗病魔、对抗痛苦的征途中，永远值得后人缅怀的斗士。

紧急宣布

注意防控

各类传染病

↓

可怕的瘟疫——虎烈拉来袭！

官也（Pedro Alexandrino da Cunha），1801～1850，
是葡萄牙派驻澳门的第八十一任总督，就职仅月余即猝死。

法国人笔下的澳门

今天的澳门，人称"东方拉斯维加斯"，举世闻名。尽管面积很小，但不乏高度发达的现代化建筑和市政建设，游人在欧陆风格和传统中国建筑糅合得相得益彰的历史城区，或是霓虹灿烂的恢宏酒店、度假村，总会感受到许许多多清新、优雅和时尚的元素，目不暇接，流连忘返。

不过，200 年前的澳门，却与今日有着霄壤之别。

当时没有摄影技术，人们也不擅长精准描绘建筑物。幸运的是，一位法国旅行画家用他的画笔，为后人留下了当时澳门鲜活生动而无比真实的一面。

1840 年之前的澳门，中国居民占多数，葡萄牙人及其后裔仅仅是在今天澳门的某些区域筑墙聚居，虽然他们也有自己的

总督，管理内部事务，但法律上葡萄牙人仍只是租借清朝土地用以经商居住而已，定期缴纳租税是必须的，而且清军随时有权进入澳门行使职权。

由此我们可以想象，当时的澳门街虽然会有一些诸如教堂之类的欧陆建筑，但大多数中国人的传统生活方式不会有太大改变，那时的澳门应该还是颇具中国南方地区特色的渔村。

前述的法国画家 A. 博尔热（Auguste Borget），1836 年 10 月从法国出发，进行了历时数年的环球旅程。他于 1838 年来华游历，在澳门、香港及广东都留下足迹。返回法国后，博尔热出版了图文并茂的《中国与中国人》(*La Chine et les Chinois*) 一书，内容包括速写、水彩画、版画和油画，收录了他在 1838 ～ 1839 年在华采风并捕捉绘制的景物图像，是难得的风情民俗研究史料。

在一幅专门描绘妈阁庙的油画中，笔者看到，就建筑结构而言，当时的妈阁庙和今天似乎没有太大区别，不过"洋船石"的位置当时在庙宇门口，与今日略有不同，或许是后人搬动所致。这座祭祀妈祖的著名庙宇，当年紧紧靠着海边，一直以来就是澳门中国元素的第一象征。如今，由于填海造陆与城市发展，妈阁庙对面的海是越来越不像"海"了，成了一摊浅浅的内湖，当年百舸争流的情景如今已被虹桥飞跃所取代，只有那庙宇缭绕的香火还一直诉说着沧海桑田。

当时妈阁庙应该就坐落在村圩之中，和大多数中国南方农村市集的境况颇为相似。画中只见村民们在庙宇前闲逛、售货、购物，海边旗幡招展，远处隐约可见的是珠海的岛屿和群山，庙宇背后的小山郁郁葱葱，绿色植被显然比现在浓密许多。庙宇前有一间草寮，村民在兜售蔬菜水果，两头肥猪在人群中穿梭，悠然自得，想必不时还在菜叶和烂水果中嗅来嗅去，寻觅

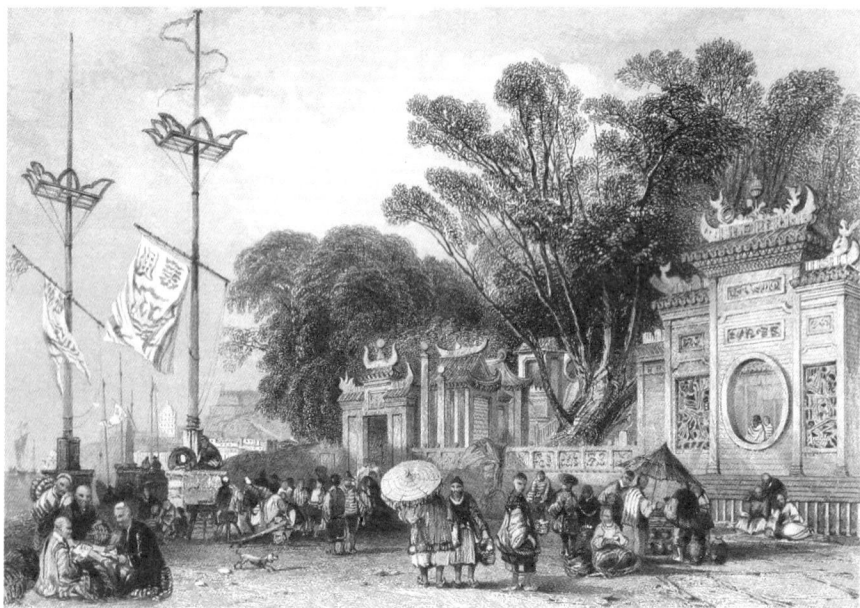

■ 绘画中的妈阁庙

属于它们的零食。庙宇前的小空地，澳门人称为"前地"，有小贩在摆地摊，销售一些瓜果、海产，他们席地而坐，旁边居然不是小狗这样的宠物，而是一头硕大的午睡肥猪，一切噪声对它而言都不过是云烟。地摊后面不远处，有几伙人正玩着赌博游戏。这正是19世纪上半叶香山县（今广东省中山市）乃至其下辖的澳门岛真实的写照。

笔者第一眼看到这幅画，蓦然觉得，肥猪俨然是油画的主角。

无独有偶，在A.博尔热另一幅反映澳门市井景观的画作中，笔者看到社区一角的小食摊位里，梳着长辫的中国男人们坐在草伞下吃喝，脚下仍然是一头肥猪，像家犬一样把地面上的食物残渣搜刮得一丝不剩。

猪，在中国的乡村中经常散养，大概到了傍晚时分才被主人驱赶入猪圈，在白天大多数时间里，它们就如同狗猫一样在村里自由自在地"闲庭信步"。那么，猪如此无拘无束，会有什么隐患呢？

上任37天的总督

中国历史上有不少皇帝在位时间极短，有的仅仅1个月就呜呼哀哉，成为不少历史爱好者茶余饭后的谈资。

而中国历史上也有一位外国权贵，统御过中国一块极小的地盘，在位时间不过一月有余。这位老兄，名叫官也，葡萄牙委派他为管理澳门的总督。

提起官也，现在的澳门人和海内外游客大多只想起官也街，没有太多人注意到这怪异的街道名称居然与澳门第八十一任总督有关。如今的官也街，深藏在澳门附属岛屿——凼仔岛上，以各式地方特色美食吸引着天南地北的客人。只有熟悉葡萄牙语的朋友，在看了街道的葡语路牌后，才恍然大悟，这样的路名就如同中国人命名"张自忠路""孙逸仙大马路"那样罢了。

从 19 世纪 40 年代开始，清朝全面衰落已经是不争的事实，欧洲列强觊觎中国的土地和财富，就连葡萄牙这样的小国家，也要来中国分一杯羹。官也的前任总督 F.do. 阿马拉尔(Ferreira do Amaral)，就是典型的殖民主义者，他驱逐清廷官员并不断强行扩张葡萄牙在澳门的统治范围，侵占破坏了不少中国人的田产和祖坟，结果招来杀身之祸——被热血青年行刺，砍掉的头颅和手臂被拿去祭祖，真是身首异处，身"手"也异处了。

于是，官也被仓促任命，于 1850 年 5 月 26 日登陆澳门，并于当月 30 日走马上任。

初步接触澳门，官也感到一切都很新鲜，他小心翼翼地用1个月时间了解和管理澳门，但饮食上，官也却没有小心翼翼，他大意了！夏日炎炎，官也抵挡不住冰冻甜品的诱惑，他先是吃了奶油柠檬冰激凌，接着又吃了果冻，最后还喝了威士忌，爽快到了极致。然而，乐极生悲，肠胃炎很快就找上门来！

官也开始恶心、呕吐、腹泻，腹痛呈现脐周阵发性绞痛，悲哀的是，这不是普通的胃肠炎。身边的医师虽然及时发现并赶快采取医疗行动，但官也的病情进展迅速而猛烈。很快，他全身萎靡、疲惫不堪，整个人虚脱，喉咙发出干涸的嘶哑叫声，不断呕吐和排水样大便，呕吐物呈深色且发出恶臭，大便开始还是黄烂的，随即变得稀薄如水。紧接着官也逐渐陷入四肢冰凉、脉搏微弱、口渴难忍、全身冷汗、关节疼痛的状态。

军医们束手无策，当时的医疗手段极其简陋有限，根本没有时间和方法去应对如此来势汹汹的急症。最后，官也的尿液排不出了，脉搏弱得摸不到了，他声音嘶哑，精神谵妄，口齿吐出难以听懂的单词，不久就双眼塌陷、眼睑半张、呼吸短促，身体不同部位出现紫斑，尤以手和脚上更加明显，皮肤变得干燥粗糙如柴草。经过一番挣扎，官也总督终于在当年7月6日下午3点30分逝世，享年49岁，在位时间仅37天。

在官也的传记中，作家 J.D. 席尔瓦（Joaquim Duarte Silva）说："官也的突然去世立即在澳门引起轰动，人们怀疑他是被毒死的。"出现这样的论调是因为澳门人对霍乱病的了解甚少，加上当时复杂的政治气氛导致的。后来历史证明，这一年在澳门开始流行一种很凶险的传染病——霍乱。官也的遗体由五名军医和外科医师进行尸检，他们在报告中详尽描述了所有的解剖病理学病变，并将胃肠炎疾病分类。根据这些解剖数据，加上官也的发病情况，以及后来的瘟疫流行史，今天的人基本相信，官也就是被霍乱迅猛地夺去了生命。

澳门这座小城，在当时远远算不上发达城市，它的卫生条件还非常恶劣，华人聚居点频繁出现的家猪穿街走巷就是一大证据。病从口入，官也之死，就是始于被病菌污染的食物。

总督暴病身亡，仅仅是这次瘟疫的开幕式。而 19 世纪到 20 世纪初，澳门的瘟疫远远不止这次。据史料记载，1888 年，500 多人染上霍乱，其中 30 余人身亡。1895 年，澳门首次暴发鼠疫，共 1200 人死亡，为澳门史上最多人死亡的瘟疫。3 年后，鼠疫再次夺去多人性命，共 594 人死亡。1900 年，鼠疫第三次夺去多人性命，共 500 人死亡。1906 年，丙午风灾，灾后瘟疫流行，多人染疫，172 人病殁。1907 年，鼠疫第四次夺去多人性命,共 1100 人死亡。1908 年,霍乱致 15 人死。1909 年,鼠疫第五次夺去多人性命,共 400 人死亡。在那世纪之交,澳门的人口不过 2 万左右而已。

肥猪闲游的城市,卫生状况可想而知。这些瘟疫,无一例外都和糟糕的卫生环境密切相关。

猪啊,你真是劣迹斑斑

不可否认,家猪是一种很特殊的动物,自从远古人类把它们的祖先——野猪驯化后,就一直跟人类生活在一起。但是,家猪的生活习性保留了很多原始祖先的特征,这无可避免地跟脏乱环境有着千丝万缕的联系。它们喜欢在泥浆中打滚,又由于消化能力强、食量巨大、皮糙肉厚、适应性优良,身体免疫力更不容小觑,所以很多人类废弃的厨余垃圾都可以成为这种杂食动物难以割舍的美味。

因此,到处乱走乱吃的家猪自然是很多流行病的寄生宿主或传播媒介,有些病原体在猪的身上不一定发病,但传到人类身上则可能导致更多感染者暴病身亡。想想 19 世纪人们和猪亲密接触的画面,想想可怕的流行瘟疫,谁不会倒吸一口冷气?

19 世纪末，席卷中国南方地区的鼠疫，就与脏乱的生活环境密不可分。

当时，香港太平山一带依然是中国人的聚居点。在这里，人们保持着祖先延续千年的生活习俗，与英国文化格格不入，俨然自成封闭的村落。木屋林立，人口稠密，还夹杂着不少牲畜。人们没有现代卫生知识，房前屋后，生活垃圾成堆，苍蝇、臭虫乐不思蜀，破烂的门窗经常被雨水浸泡，摇摇欲坠。许多人的生活空间只有方寸之地，吃饭、更衣、睡觉、排泄，甚至打麻将都挤在一处，一切隐私无所遁形，间或有些猫狗和家猪在他们脚下溜达。在如此的脏乱之中，老鼠自然也得以大行其道，这就是为什么鼠疫在太平山一带演变得非常惨烈的主要原因。虽然，家猪并不是鼠疫的直接元凶，但对它们的放任，也是造成环境恶劣的原因，使得当地成为瘟疫滋生的温床，因此，家猪作为间接帮凶，难辞其咎。

再说说令人闻之色变的流行性感冒病毒。

流行性感冒病毒简称流感病毒，根据病毒核蛋白的差异，科学家将流感病毒分为甲（A）、乙（B）、丙（C）3 型，后又将新发现的流感病毒归为丁（D）型。它们的直径只有 80 ~ 120 纳米，自外而内分为包膜、基质蛋白及核心 3 部分：

病毒的核心包含了储存病毒信息的遗传物质——RNA，以及复制这些信息必需的酶；基质蛋白构成了病毒的外壳骨架，与病毒最外层的包膜紧密结合，既保护病毒核心，也维系病毒结构；核蛋白的不同，便成为流感病毒分类的依据。

　　流感病毒可引起人、禽、猪、马、蝙蝠等多种动物感染和发病。生活中，人们常根据病毒宿主不同，通俗地将流感分为人流感、猪流感和禽流感。人流感病毒原本只好侵袭人类的呼吸道细胞，禽流感病毒则只爱进攻如鸡鸭之类禽鸟的肠道细胞，所以，禽流感与人类本来是井水不犯河水的。

　　但是，有一种动物却能把禽流感病毒加以升级改版，从而重新粉墨登场，通向人类的世界，这个改版转换器就是猪！猪很特殊，它的细胞内同时存在人流感病毒和禽流感病毒的两种受体，因此人流感病毒和禽流感病毒可以同时在猪细胞上繁殖。在猪体内，禽流感病毒与人流感病毒的基因可以互相杂交，你中有我，我中有你，从而获得人类细胞的特异结合位点，为进攻人体提供了方便之门，形成严重威胁人类的禽流感病毒新品种（照样能入侵禽类）。这样的变异衍生出容易在人体继续生存和传播的病毒，这也是禽流感从禽类进犯到人类的必经之路。

　　更可怕的是，甲（A）型流感病毒的 RNA 变异仿佛是惊险而高超的技艺，如果有 2 种不同类型的流感病毒同时入侵同一个猪细胞，它们各自的 8 条 RNA 混一起，复制后再组装成新的病毒，就有可能产生 256 种遗传学上不同、毒力也各异的后代。倘若它们都"八仙过海，各显神通"的话，疫苗也无计可施，人类将受到灭顶之灾！

除了流感，还有许多病菌以猪作为中间宿主，猪能和它们和平共处，不等于人类就能有这个本事。这些病原体在猪的体内大量繁殖后，一旦蚊虫叮咬了猪，再转而叮咬人类，最终就向人类输入了致病的病菌！现在，很多这样的传染病得到控制，仅仅是因为相关的疫苗提前给人类——特别是儿童——提供了保护伞而已。

将澳门总督置于死地的霍乱，更是典型的流行病，与饮食的卫生息息相关。

霍乱，又被形象生动地音译成"虎烈拉"，曾经是可能摧毁地球的可怕瘟疫之一。它是烈性肠道传染病，最常通过不洁的饮用水传播，此疫发病急剧，传播迅速，病死率高，多次蹂躏全球，属于国际检疫传染病。

1883 年，元凶水落石出，德国久负盛名的细菌学家 R. 柯赫（Robert Koch）在埃及进行了深入研究，终于发现了霍乱的背后黑手——霍乱弧菌。而这个制造过无数惨案的小小弧菌发源于美丽富饶的印度恒河三角洲，霍乱在当地流行至少已有数百年之久。由于受交通限制，19世纪初以前，霍乱还只局限在印度，此后，世界经济贸易的发展不可避免地使霍乱冲出了封锁线，这头蛰伏在文明古国的猛兽开始走向世界，甚至周游列国，遗患无穷。

1817～1923年的百余年间，全球共发生了6次世界性霍乱大流行，每次大流行都曾波及中国。第三次流行时间特别长，为1846～1860年，蔓延了整个北半球。官也应该就是死于这波霍乱大流行。

霍乱的传染源是霍乱病患及带菌者。中型和重型病患的粪便中含菌数量多，大便次数频繁，排菌量大，是非常重要的源头；轻型病患易被忽视，常得不到及时的隔离与治疗，而健康带菌者多不易检出，故二者亦为重要传染源。

水源和食物传播是非常重要的传染途径，病患的吐泻物中含有大量的霍乱弧菌，可污染水源和食物，或以苍蝇、家猪等为媒介，经消化道传染。因此，人会通过饮食不卫生的水或食物（如被苍蝇或如厕后洗手不干净的病患所污染）导致染病，弧菌进入人体后，快者4小时后即可发病，但一般是在1～3

天出现症状，最长可达 6 天。典型的霍乱，往往起病突然，一开始便有剧烈的上吐下泻症状，大便为水状，甚至像淘洗大米的水似的，医学上称之为"米泔样"便。而霍乱弧菌最强悍的破坏力就在于它能使得肠道细胞大量丢失水分，病患进而一泻千里，在没有静脉输液的古代，这样的病患几乎必死无疑。

夏季，气温明显上升，苍蝇、蟑螂之类的害虫活动频繁，生长繁殖也很活跃。而人类在烈日炎炎之下，不免会喜欢喝凉水、吃冰品、品尝新鲜蔬果，这一切都为霍乱的横行创造了条件。更不要说，那些到处漫步的家猪，身上和嘴上都接触过无数的垃圾杂物，不知道有多少饮用水和食物被它们彻彻底底污染。

难怪，暴病而亡的官也，全身水分被霍乱弧菌榨取干净，只剩下一副干瘪如枯木般的尸体。

脱胎换骨，漫漫长路

澳门当然不是霍乱的唯一受害者，全球无数城市乡镇都曾在霍乱的魔掌中呻吟，其中也包括英国伦敦，而伦敦人由霍乱流行而发现公共卫生的重要性，乃至预防疾病的规律，却又为城市公共卫生规划和设置奠定了良好的基础。

吃一堑，长一智，人类文明就是这样发展和进步的。

随着人们卫生观念的加强，许多地方不仅出现了现代化的排污、排水、供水系统，家畜随处闲逛的情况在城镇中也越来越少了，有了这些有力措施，烈性传染病的发病率终于有所控制。

不管是 2003 年的严重急性呼吸综合征（SARS），还是近年的新型冠状病毒感染，澳门的情况还是相对缓和的。要知道，以博彩业和旅游业为支撑的澳门小城，人口密度之大（每平方千米超过 2 万人）、人口流动性之强，放眼世界都极其罕见，能取得这样的防疫成绩实属不易。

这自然首先得益于多年来市政建设和卫生环境的长足进步。

现在的澳门已是一座国际化大都市，往昔农村的景象一去不复返，一小块农田也极难寻觅。不过，澳门各区情况差别仍然很大，主要旅游景点和豪华酒店不逊发达国家，但亦有部分街区问题较多，烂尾楼、铁皮屋、废料场随处可见，废气、污水、垃圾、杂草凌乱的地盘、肮脏混浊的海水、昼夜不息的工业噪音等仍未根除。所有这些，都有损文明，有害健康，妨碍提升旅游业的竞争力，也是潜在的卫生隐患。

由于城市职能的转变以及防疫政策的收紧，如今在澳门，一般人已极难看见一头生猪，也很少有机会接触到其他活生生的家畜和家禽。一头待宰的黄牛因为极偶然的原因逃出屠宰场，溜到街上，竟成为全城焦点，原因是，很多年轻人和小孩除了书本与屏幕，已几乎没亲眼见过活牛！——澳门不再有自己的农牧业，猪肉、牛肉、羊肉和家禽肉都是由外面直接输入。

当年博尔热笔下大肥猪散步的画面，伴随着浸染"悠然见南山"气氛的田园景象，已永远走进了历史。或许，这就是城市现代化不得不付出的代价吧？

亲密接触惹的祸——藏在野味里的瘟疫

> 甲（A）型流感病毒，可感染野鸟、家禽，以及猪、马和人等多种哺乳类动物。历史上著名的流感大流行均为甲（A）型流感病毒所致，包括 1918 年的西班牙流感、1957 年的亚洲流感、1977 年的俄国流感、2003 年的 H5N1 禽流感、2009 年的 H1N1 流感、2013 年的 H7N9 流感等。

祥瑞与祸兆

野味（或说野生动物）从来都是人们津津乐道的话题。

在传世名画中，不乏以动物为题材的杰作，而被视为祥瑞的仙鹤也屡见不鲜，北宋书画大家赵佶就有一幅《瑞鹤图》存世，现藏于辽宁省博物馆。

赵佶，公认的一代书画宗师，还自创了"瘦金体"，令人叹为观止。我们更喜欢用"宋徽宗"来称呼这位画中之帝，正如人们喜欢用"李后主"来称呼那位词中之帝——李煜一样。

宋徽宗的《瑞鹤图》，为设色彩画，后人认为带有超现实主义气息。画作上，20 只雪白的仙鹤形态各异，不管是驻足在宫殿屋顶鸱吻上的一对，还是在天上翱翔展翅的 18 只，均生机勃勃，栩栩如生。远远望去，仿佛在靛蓝的天空上，有 20 朵浮动的祥云笼罩着人间，笼罩着宋朝的宫门。

皇帝并不是凭空想象出这画面的。这幅名画的创作，其实源于一段人间奇迹，或者说契机。

史书记载，宋徽宗政和二年（1112），元宵节后的第二天早上，东京汴梁（今河南省开封市）的天空忽然出现了一大群白鹤，它们不畏北方的正月寒流，呼啸而聚，甚至散落在皇宫的宣德门之上。这些白鹤在空中的惊艳舞姿，以及悠扬的鸣声，惊动了全城百姓，也惊动了宋徽宗和文武百官。他们被这一幕动人的场景惊呆了，随之感叹、感恩、感动、感激不已，感激上苍的眷顾，感激祖宗的保佑。

当时，北宋已经远离大规模战争 100 多年了，自从澶渊之盟后，宋、辽之间已无剑拔弩张的态势，除了边境地区偶有局部战事外，国内——尤其是京城内，百姓早已不知战争为何物，京师承平日久，军备废弛，文恬武嬉，皇帝都换成了只会舞文弄墨的艺术家，没有人想过北方的草原上正积蓄着虎视眈眈的侵略力量，大家只关心着眼下的富庶生活，以及自家的一亩三分地。

刚刚在元宵节享受了一番视觉盛宴和味蕾满足的宋徽宗，

很快就收到了大臣上奏：上古就有仙鹤、白鹿之类不定时进入人间的记录，实为祥瑞中的祥瑞，这是祖宗显灵、神仙下凡的预兆，是皇帝恩泽大地的回馈，史官摇笔记录已远远不足，因为当今圣上乃画中圣手，您的彩笔难道就不如一介文人的毛笔？

宋徽宗被吹捧了一番之后，龙颜大悦，于是欣然命笔，为后人留下了这幅《瑞鹤图》。

不过，宋徽宗往后的日子却并不好过，宋朝也越加举步维艰。由于前几任积累的政治矛盾无法解决，再加上宋徽宗一朝治国无方、奢靡无度，国家很快陷入混乱之中，农民起义和灾民暴动此起彼伏，宋朝君臣被搞得焦头烂额。不过，宋徽宗依然创作了许多精美的花鸟

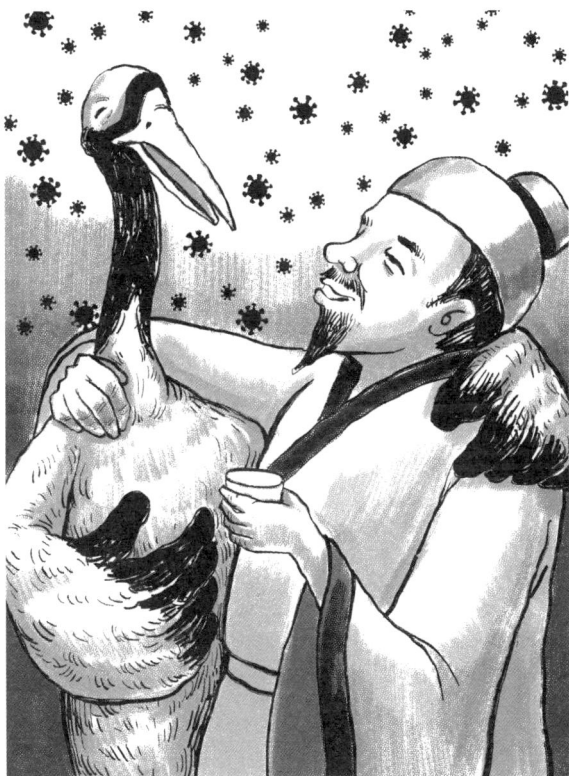

画——想必他在提笔的时候，又沉浸在美妙的自我陶醉中。

更糟糕的是，白山黑水间崛起的女真人取代了辽国的统治，他们的铁骑很快就抵达了宋朝边境，丧失了武备和斗志的宋朝君臣，在强敌面前一触即溃。《瑞鹤图》面世 15 年后，东京汴梁即告沦陷，宋徽宗和他的儿子宋钦宗，还有后宫百官 3000多人，连同无数宫廷珍宝，被金人掳掠而去。

《瑞鹤图》从此消失。

直到 600 年后，乾隆帝才在一次偶然的机遇中重新发现了这幅名画，并收入囊中。

众鸟飞舞，群鹤绕天，真的是祥瑞吗？

飞吧，病毒

白鹤，基本上都是野生的，尤其在北宋时期，是很难饲养的动物。现在也无法解释这一群野生动物为何会突然出现在繁华的市区上空，或许是宋徽宗的园林苑囿在汴梁一带兴建太多，让白鹤误以为生态环境有所改善吧！

历史上，白鹤、白鹿、白象这样的动物屡屡被谄媚之徒拿来讨好皇帝，说是瑞福降临、圣恩浩荡，其实都是无稽之谈。

这些野生动物丝毫没有给失德的政权带来运气，相反，因此导致的劳民伤财反而激发官民矛盾，加速了朝廷的崩溃。

其实，古人并不知道与这些野生鸟类或其他野生动物亲密接触的风险极高。我们现在都知道，流感病毒就经常由这些野生鸟类带入人间。

甲（A）型流感本身就派系林立，通常，人们把常在猪群中发病的流感称为猪流感，常在禽类中发病的流感称为禽流感，而人类常患的季节性流感被称为人流感。有些病毒可以从野生动物传给家畜、家禽，从而又在鸡、鸭、猪等身上广泛传播，甚至可以直接传染给人。

禽流感病毒也是种类繁多，有的能伤害禽鸟，有的能与禽鸟相安无事，但对于人类而言，都是危险的制造者。

那些野生鸟类，特别是海洋候鸟，很多时候无辜地充当了病毒"特洛伊木马"的角色。作为健康的病毒携带者，它们的内脏里窝藏着病毒却不知不觉，依旧周游世界，流感病毒就随着它们的排泄物广为散播。家禽、家畜和人类，大多都不能像野禽那样与病毒和平共处，一旦感染，基本都会发病，有的死亡，有的慢慢康复，仅仅是受伤害程度不同而已。古代的人们哪能想到，在几万、几十万千米的迁徙途中，口中吟唱的那些南来北往的鸿雁、仪态万千的仙鹤，其肚子里可能正运载着死亡的信号，病毒在里面正策划着"木马屠城"的阴谋诡计。在已被尘封的岁月里，生灵涂炭，民不聊生，许多痛苦也许就来源于那些可爱、可敬的鸟，以及其他本与人类隔绝的野生动物。

历朝历代，关于瘟疫流行的记载不绝于书，《宋史》也不例外。对于这些灾难，虽然今人已难考证其详，但运用现代知识，我们也大致猜到不少是烈性传染病，而其源头，相当一部分可能来自野外。

流感，向来喜欢在冬、春季节肆虐。宋徽宗君臣却在寒冷的正月喜迎群鹤，实在是用自己的健康来测试野生鸟类的病毒含量呀！

报应与惩罚

对于野生动物，许多人除了展开拥抱的双手之外，就是张开血盆大口。

人类已发现的许多传染性重病恶疾，尤其是病毒性传染病，不少都来自野生动物。比如，我们熟悉的艾滋病病毒，就来源于非洲的灵长类动物；近年来令人闻之色变的埃博拉病毒，据说也源于野生动物。

此外，细菌也毫不示弱，它们往往以动物为媒介，将杀伤力呈几何级数放大。中世纪席卷欧洲的黑死病，一般被认为是鼠疫，而鼠疫的源头正是鼠疫杆菌，啮齿动物，尤其是老鼠，在其中就扮演着难辞其咎的角色——数千年来，它们是人类最讨厌却无法剿灭的邻居。

经由跳蚤传播，即鼠→蚤→人，这是鼠疫的最主要传播方式。19 世纪后期，前文曾提到的德国微生物学家柯赫博士最先发现了这一规律，人间鼠疫流行前，常有鼠间鼠疫流行，一般先由野鼠传给家鼠。寄生鼠体的疫蚤，表面看来不足挂齿，但它们饥肠辘辘，饥不择食，叮咬人类时，因其胃内被大量鼠疫杆菌堵塞，血液在跳蚤的嘴巴和人的皮肤之间形成倒流，病菌便随之进入人体，引发病症。含菌的蚤类亦可随搔抓进入皮内，造成感染。因此，人间鼠疫流行前常可看见大量家鼠死亡，死状恐怖。

此外，破损的皮肤接触病患含菌的痰、脓，或动物的皮、血、肉，甚至疫蚤的粪便，都可能被感染。含菌的痰、飞沫或尘埃通过呼吸道飞沫传播，也能引起人间的鼠疫大流行。

除了饥民之外，没有人会想着抓老鼠吃。但人类的繁衍和环境的过度开发，破坏了动物原有的生存空间。比如，草原植被南移，许多啮齿类动物跟随南下，与原来的农耕百姓争夺生存空间，它们带来的鼠疫杆菌就会威胁人类的安全。明代嘉靖时期，移民开垦山西长城口外的草原，就扰乱了鼠疫源地长爪沙鼠的生态环境，人、鼠接触增多，染疫的风险便随之增加。万历九年（1581），自大同开始的鼠疫大流行就很可能与之有关。

如果说这些行为出于无奈的话，那么许多人类的陋习才让我们汗颜，怒其贪婪，哀其无知。

在某些地方，吃野生动物被称为吃野味，为什么人们喜欢吃野味？笔者认为，这自古以来的不文明行为，的确有着深层次的原因：一是有些人根深蒂固地相信，野生动物的味道才是最鲜美的，因为没有人工饲养的痕迹，吃的是天然食物，可谓吸取大自然的精华，而且野生动物在野外活动时间长，肌肉发达，嚼之最有滋味。二是物以稀为贵，吃这些动物显得特别有身份有钱，比如有家猪不吃，专吃皮厚肉难嚼的野猪肉。三是带着猎奇心理，迷信某些传统医学的理论，认为野生动物的特定器官或组织可以治病防病、保健身体，比如穿山甲甲片和虎骨，中国传统医学都曾记载其入药的重要性。可是在现代医学看来，这些甲片与人类指甲无异，这些可以泡酒的兽骨实际上与牛骨相差不远；最荒谬的莫过于犀牛角治病一说，甚至间接导致了犀牛在中国的灭绝。

20多年前，SARS肆虐时，人们就惊呼是野生动物在传播病毒。为什么不应该吃野生动物？除了环保、人道原因之外，更重要的是这些动物不是正常食物，带有相当多的不安全性，一来是某些病毒与野生动物相辅相成，在特定的环境条件下，它们对很多动物不构成直接伤害，但对人就不一定如此了；二来是野生动物的基因和免疫力，终究与人类、与家禽家畜不一样，它们能抵抗的病毒，不意味着我们和所饲养的动物就能抵抗，何况，我们人类并非生活在野生动物的环境中，很多生物的本能跟野生动物完全不可同日而语。话说回来，有些在人类身上不一定致病的细菌、病毒，可能传到野生动物身上，它们也受不了呢！

我们的老祖宗经历了成千上万年的努力，把野狼驯化成狗，将野猫驯化成家猫，把野牛、野马、野驴、野骆驼驯化成家畜，让野鸡、野鸭、野雁变成家禽，将凶猛的野猪转化为温驯的家猪，其中一个重要的过程就是选择性祛毒化——那些容易致病的物种会在这漫长的过程中被淘汰掉，那些残暴不听话的动物会被筛除掉，那些肉味不佳的禽畜会被舍弃掉，剩下的都是肉质好、可塑性强、食用安全的种类，以及忠于人类的家庭伴侣、生产助手。虽然，老祖宗不懂得生物学和病理学，但世代累积的经验就是最珍贵的财富，那些远离野外生存状态、与人类相伴千万年的动物，经实践证明才是最稳妥的食材！

我们为什么要舍弃这些历史的伟大馈赠，却舍近求远地退化成原始猎手，追逐虚幻而危险的野味呢？

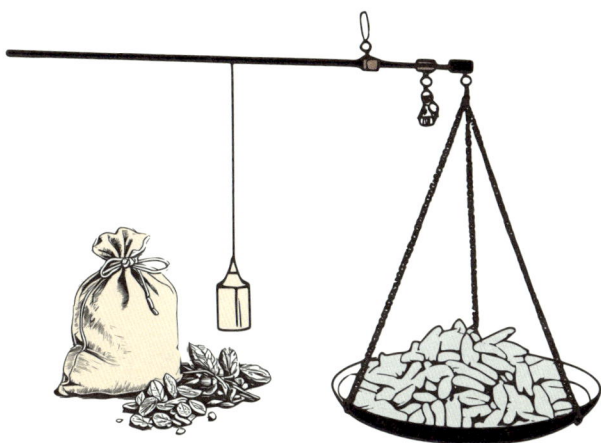